卢才菊 王 静 杨毓珩 主编

腹膜透析实用手册

Practical Manual of Peritoneal Dialysis

 化学工业出版社

·北京·

内容简介

本书内容包括腹膜透析概述、腹膜透析的标准化操作规程、腹膜透析患者居家健康随访管理、腹膜透析感染预防及控制管理、腹膜透析信息化管理、经典案例分析，附录提供了腹膜透析相关计算公式、相关感染的抗生素选择等信息。本书旨在给予读者更加规范的知识解析及操作指导，可供各级医护人员参考。

图书在版编目（CIP）数据

腹膜透析实用手册/卢才菊，王静，杨毓珩主编 . —北京：化学工业出版社，2023.1

ISBN 978-7-122-42368-9

Ⅰ.①腹⋯ Ⅱ.①卢⋯ ②王⋯ ③杨⋯ Ⅲ.①腹膜透析 -手册 Ⅳ.① R459.5-62

中国版本图书馆 CIP 数据核字（2022）第 191597 号

责任编辑：邱飞婵   文字编辑：李　平
责任校对：王鹏飞   装帧设计：史利平

出版发行：化学工业出版社
　　　　　（北京市东城区青年湖南街13号　邮政编码100011）
印　　装：大厂聚鑫印刷有限责任公司
880mm×1230mm　1/32　印张7　字数209千字
2022年11月北京第1版第1次印刷

购书咨询：010-64518888   售后服务：010-64518899
网　　址：http://www.cip.com.cn
凡购买本书，如有缺损质量问题，本社销售中心负责调换。

定　　价：45.00元   版权所有　违者必究

编写人员名单

主　编　卢才菊　王　静　杨毓珩

副主编　简琳娜　郑园华　吴　恋

编　者（以姓氏笔画为序）：

万　露　万艳敏　王　琦

王　静　卢才菊　刘　岩

刘露露　汤金华　严彩霞

杨毓珩　肖金娥　吴　恋

谷小华　邹小单　张小会

陆圆静　范　莉　易外红

郑园华　单月华　洪　玲

徐媛方　黄　希　黄　姣

彭　娟　曾　凌　简琳娜

詹　燕　熊晶晶

前言 ▶▶▶

慢性肾脏病是常见且威胁人类健康的疾病，严重影响患者及其家属的生活质量，增加了家庭与社会的负担。目前我国慢性肾脏病总患病率为 10.8%，其导致的死亡率仍逐年上升。腹膜透析具有简单便捷、安全有效、居家治疗的优势，已成为我国尿毒症患者适宜的主要肾脏替代治疗方式之一。

南昌大学第一附属医院肾内科于 1989 年实施了首例腹膜透析，21 世纪初开始建立腹膜透析患者档案，随后相继开设腹膜透析随访门诊，成立腹膜透析中心（以下简称"中心"），2011 年被卫生部列为全国腹膜透析培训示范中心培育单位，2016 年腹膜透析置管患者数已超千余人。中心自建立以来，随着腹膜透析标准操作规程的推广，登记系统的完善及腹膜透析临床研究的推进，欲制定一套面向广大基层腹膜透析从业人员和腹膜透析患者的实用操作规程。为此，中心组织从事多年腹膜透析工作的老师们并征询专家，完成了《腹膜透析实用手册》的编写。在本书编写过程中，编者们坚持理论结合实际，充分考虑了受众面的需求，重点关注实用性，希望本书能对腹膜透析工作的推进提供些许有益的帮助。

让我们站在历史的新起点，随遇而进、一路坚守、凝心聚力、众志成城，为推动腹膜透析的发展与进步而不懈奋斗，为健康中国梦贡献力量！

由于经验有限，书中难免有不足之处，衷心希望各位专家和同道们给予指正，以便在今后修订时加以改正。

编者
2022 年 6 月

目录

第一章

概　述

第一节　腹膜透析发展概况

一、腹膜透析的发展史

腹膜透析（peritoneal dialysis，PD），简称腹透，是利用人体自身的腹膜作为透析膜的一种透析方式。通过灌入腹腔的透析液与腹膜另一侧的毛细血管内的血浆成分进行溶质和水分的交换，清除体内潴留的代谢产物和过多的水分，同时通过透析液补充机体所必需的物质。通过不断地更新腹透液，达到肾脏替代或支持治疗的目的。

20世纪20年代初，在动物实验中就发现腹膜具有半透膜的功能。1923年德国医生Ganter首次将腹透应用于人体治疗，一直到20世纪50年代腹透仍是尿毒症患者治疗的最后选择。20世纪60年代，Maxwell和Boen等相继发展了瓶装透析液和简单的透析装置。20世纪70年代，Tenckhoff和Schecter发明了Tenckhoff管，1975年Popovich等首次提出了持续非卧床腹膜透析（continuous ambulatory peritoneal dialysis,CAPD）的概念。但是，腹膜透析相关性腹膜炎的高发生率，使CAPD的开展一度又陷入低谷。1980年末和20世纪90年代，Stephen Vas确定了腹膜炎诊断和治疗原则，提出"连接后冲洗"的概念，O形和Y形连接管等技术的引入使腹膜炎发生率明显降低，同时，腹膜透析对残余肾功能的保护及中分子物质的清除效率得到普遍的认识和重视。连续循环腹膜透析（CCPD）、夜间间歇性腹膜透析（NIPD）、潮式腹膜透析（TPD）的开展，也明显提高了腹透的方便性，改善了透析效能。我国在20世纪60年代始开展了PD疗法，70年代开展了CAPD治疗，80年代时CAPD治疗在国内已初具规模；90年代以后，由于"O"形管及双联系统的应用，腹透在我国的开展已取得了长足的进步。但受经济、文化背景和教育水平等的影响，腹透治疗的选择仍有一定的困难，与国际先进的PD中心相比还有不小的差距。

充血性心力衰竭一直是腹膜透析常见的并发症。2021年全球有375万名终末期肾病（ESRD）患者接受透析治疗，89%的患者接受了血液透析治疗；11% 的患者接受了家庭腹膜透析治疗。目前，腹膜透析的使用率在不同的国家和地区间差异却非常大。有研究表明自动化腹膜透析可以在短期内快速进行超滤，缓解患者的临床症状，保护患者心功能及残余肾功能（residual renal function，RRF）。随着腹膜透析技术的不断进步，透析管道系统的不断更新和新型腹膜透析液的不断出现，腹膜透析患者人数不断攀升。同时，腹膜炎发生率明显下降，患者的生活质量、回归社会率得到提高。

二、腹膜透析疗法临床应用发展过程

在腹膜透析临床应用的发展过程中，许多医生发挥了重要作用。1960 年，McDonald 是第一个对腹膜透析产生兴趣的人，然后他在密歇根大学发明了一种让患者在医院和家中都能自己做腹透的技术。1962 年，他训练了第一个患者在家中自己进行腹膜透析。之后，McDonald 又发明了一种运用套管针插置腹膜透析导管的方法，并为腹透患者建立了一个自动化的传输系统，以及对可长期使用的各类硅胶导管进行了评估。

Henry Tenckhoff 在波士顿时也对腹膜透析产生了兴趣，20 世纪 60 年代接管家庭腹膜透析计划。由于需要透析的患者越来越多，Tenckhoff 研究出了一种新的腹膜透析系统。在 Shilipe-tar 等的帮助下，他创建了一种能够在家安装的纯化输入水的微型蒸馏器，患者可以整夜进行透析。但问题在于它体积庞大并且耗时。后来，Tenckhoff 和他的小组建立了一个更简便的系统，患者使用起来更方便。为了解决患者在家腹透时透析液进入腹腔的问题，Teckhoff 修改了 Palmer 导管，缩短了导管的长度，增加 Dacron 套以密封出口部位，被大多数医院所采纳。

1969 年，Oreopoulos 接受了多伦多综合医院的职位，重点管理和实施腹膜透析计划。尽管当时腹膜透析的经验不足，但还是开始实施了。另一个加拿大人 Stanley Fenton 研究了华盛顿大学慢性腹透计划并被 Tenckhoff 导管取得的进展所鼓舞。回到多伦多时，他接见了 Oreopoulos 并介绍他进入 Tenckhoff 系统。Oreopoulos 对应用这个系统的导管留下了深刻的印象，他开始让患者回家进行家庭透析计划。此后，Oreopoulos 继续寻找更简单的系统以满足日益增长的家庭腹透患者的需要，家庭腹透患者的数量迅速增长。

为更好治疗患者，Robert Popovich 研究了"长期停留的腹膜透析"的动力学。这项技术是以 Fred Boen 的工作为基础，提出如果透析溶液在腹腔内停留超过 2h，血尿素水平将与溶液中的尿素水平相等。这也就决定了每天需要进行 5 次 2L 透析液的交换才能达到期望的血中化学物质控制水平，每天还需清除 12L 的平衡溶液才能实现这个要求。

所使用的装置由一个标准的 2L 瓶装腹膜透析液组成，它连接在一个简单的管和一个 Tenckhoff 导管上。液体被灌注并停留于体内 4h 后再排出。这个程序每天将被重复 5 次。奥斯丁小组称这个程序为持续非卧床腹膜透析（CAPD），发现用这个简单的技术能有效清除体内的代谢废物和水分，缺点是会导致感染和蛋白丢失。他们将所做的工作加以总结，并向杂志社提交了有关 CAPD 的文章，但未被接收。尽管如此，他们并没有气馁，而是继续相关的研究工作。

Moncrief 确定透析液能够在腹膜内停留过夜而不会有危险后，开始训练患者自己进行交换。Moncrief 还注意到大量的腹膜蛋白会在早期治疗阶段丢失。由于这个原因，患者的饮食必须补充蛋白，其他的饮食限制也须放宽。

Karl Nolph 注意到了 CAPD 的进展，国家健康研究院邀请他加入这个研究小组，以对其临床价值进行评估。Boen 和 Popovich 的工作激发了 Nolph 在腹膜传输和动力学方面的兴趣，早在 1977 年就开始应用 CAPD 治疗尿毒症患者，并于 1978 年发表了相关的研究结果，但是高腹膜炎发生率仍然困扰着他们。

随着"Y"形连接系统和"O"形连接系统的临床应用，尤其是近期双联系统的应用，腹膜透析相关性腹膜炎的发生率显著下降，患者操作更为方便，腹膜透析的发展取得了长足的进步。

三、腹膜透析发展的现状与展望

透析治疗是终末期肾病患者的主要治疗手段，中国作为人口大国，尿毒症患者约 100 万～200 万人，给社会造成了巨大的医疗负担和经济负担。近年来，在我国政府的大力支持下，在一代代肾脏病学工作者的不懈努力下，腹膜透析以其简单便捷、安全有效、居家治疗，以及腹膜透析技术对保护残余肾功能的效果较好，且具有价格相对便宜，治疗时间自由，通过医护人员的指导，患者可居家自行操作，尤其适用于居住在郊区的农村患者等特点，使得选择腹膜透析进行治疗的患者日趋增多。1999 年的全国腹膜透析患者为 4380 例，截至 2021 年底，中国大陆地区登记在透腹膜透析患者为 126372 例，我国腹膜透析患者人数增长近 29 倍。随着城乡基本医疗保险制度的普及和国家卫生政策的调控，腹膜透析患者人数持续增长、腹膜透析技术不断突破、腹膜透析质量不断改善，中国的腹膜透析团队以多年的实践积累了丰富的治疗和管理经验，腹膜透析患者的技术存活率等也位居先进水平。

针对《全国护理事业发展规划（2021—2025 年）》的要求：提升基层护理服务能力，支持有条件的二级以上医疗机构与基层医疗卫生机构建立护理专科联盟、专家联合团队等，切实发挥优质护理资源的帮扶带动作用，通过下沉或输出管理、培训、技术等方式，帮助提高基层护理服务能力。加快基层护士队伍建设，增加基层护士人力配置。采取"请进来、送出去"等方式加大基层护士培训力度，切实提高其常见病、多发病护理，老年护理、康复护理等专业服务能力。南昌大学第一附属医院作为牵头医院，2017 年成立医联体（见表 1-1），至今医联体包含 84 家医院，其中三级医院 29 家，二级医院 55 家。开展医联体单位医护人员进修，培训腹膜透析专职医生及护士，有利于提高及加快护理质量的发展，推动区域内护理的专业化、规范化，从而达到同质化护理。同时，通过腹膜透析专职护士对腹膜透析患者进行指导，有利于提高患者的自我管理能力，而良好的自我管理能力能够延长患者生存率，提高患者的生活质量，同时有利于降低患者腹膜炎发生率、提高居家腹膜透析患者治疗依从性。培养一支实用型的腹膜透析专职护理队伍，能够减轻家庭及社会负担，提高患者生活质量，促进患者身心健康。

表 1-1 医联体核心单位

牵头医院	联合医院	地区	等级
南昌大学第一附属医院	抚州市第一人民医院	抚州	三甲
南昌大学第一附属医院	赣州赣南医学院第一附属医院	赣州	三甲
南昌大学第一附属医院	赣州市立医院	赣州	三甲
南昌大学第一附属医院	赣州市人民医院	赣州	三甲
南昌大学第一附属医院	吉安市中心人民医院	吉安	三甲
南昌大学第一附属医院	江西省儿童医院	南昌	三甲
南昌大学第一附属医院	江西省中西医结合医院	南昌	三甲

牵头医院	联合医院	地区	等级
南昌大学第一附属医院	江西中医药大学附属医院	南昌	三甲
南昌大学第一附属医院	中国人民解放军第九四医院	南昌	三甲
南昌大学第一附属医院	井冈山大学附属医院	吉安	三甲
南昌大学第一附属医院	景德镇市第二人民医院	景德镇	三甲
南昌大学第一附属医院	景德镇市第三人民医院	景德镇	三甲
南昌大学第一附属医院	景德镇市第一人民医院	景德镇	三甲
南昌大学第一附属医院	九江市第一人民医院	九江	三甲
南昌大学第一附属医院	九江市中区医院	九江	三甲
南昌大学第一附属医院	南昌大学第四附属医院	南昌	三甲
南昌大学第一附属医院	南昌市第三医院	南昌	三甲
南昌大学第一附属医院	南昌市第一医院	南昌	三甲
南昌大学第一附属医院	萍乡市人民医院	萍乡	三甲
南昌大学第一附属医院	上饶市第五医院	上饶	三甲
南昌大学第一附属医院	上饶市人民医院	上饶	三甲
南昌大学第一附属医院	新余市人民医院	新余	三甲
南昌大学第一附属医院	宜春市人民医院	宜春	三甲
南昌大学第一附属医院	鹰潭市人民医院	鹰潭	三甲
南昌大学第一附属医院	九江学院附属医院	九江	三甲

尽管腹膜透析在国内外已取得长足的发展，但腹膜透析患者的长期生存率并未得到显著的改善。需提高透析充分性与营养，重视"健康开始"的实施，提倡早期透析，进一步确证透析充分性的目标，加强透析充分性评估，遵循腹透目标定量化、透析处方个体化的透析原则；深入了解透析充分性、早期透析对患者营养状态的影响；探讨炎症、营养不良、心血管疾患之间的相互关系，与并发症和死亡率的关系；找出衡量患者早期营养状态更敏感的指标，加强营养支持疗法，改善营养指数和预后。

在我国，还必须重视腹膜透析患者的培训与管理，提高腹膜透析患者参与社会活动的能力、工作能力、社会认同感。降低腹膜透析材料费用，并力争逐步进入社会保障计划。重视营养治疗，提高腹膜透析患者的生活质量和长期生存率。

近年来，随着我国自动化腹膜透析新技术的开展和推广，其操作简便、患者生活质量好的特性，也将使腹膜透析迈向机械化、自动化、人性化、智能化的新时代。70年来，腹膜透析的每一步发展都离不开我国政府的大力支持和每一位医务工作者及科研人员的辛勤付出。站在历史的新起点上，医务工作者们将凝心聚力，众志成城，为推动腹膜透析的发展与进步而不懈奋斗，为健康中国梦贡献力量！

第二节　腹膜透析原理

一、腹膜功能

腹膜指覆盖于腹、盆腔壁内及腹、盆腔脏器表面的一层浆膜，薄而光滑、半透明，由间皮细胞和少量结缔组织构成，是一层具有良好通透性的生物半透膜，既能限制细胞和蛋白质通过，又允许电解质和一些中、小分子溶质通过。它被覆于腹壁和盆腔壁的内表面，达$22000cm^2$，约与人体表面积相等，是人体面积最大、分布最复杂的浆膜。具有透析功能的腹膜由毛细血管层（包括毛细血管内皮细胞层和基底膜层）、腹膜间质层、间皮细胞层及腹膜表面层所构成。

腹膜透析是利用腹膜作为透析膜，向腹腔内灌入透析液，由于腹膜面积大、毛细血管丰富，浸泡在透析液中的腹膜毛细血管腔内的血液与透析液可进行物质交换，借助毛细血管内血浆及腹腔内透析液中的溶质浓度和渗透梯度不同，通过弥散和超滤原理以清除机体代谢废物和过多的水分（见图1-1）。其中，溶质进行物质交换的方式主要为弥散，而水分的清除主要靠提高透析液渗透压进行超滤。机体中的代谢废物和潴留过多的水分随废旧透析液排出体外，同时由透析液补充必要的物质。通过重复向腹腔内灌入新鲜透析液，则可达到清除毒素、纠正脱水、纠正酸中毒和电解质紊乱的治疗目的。

腹膜的弥散作用：根据弥散原理，在半透膜两侧浓度不等时，分子量较小的溶质由高浓度一侧通过半透膜向低浓度一侧移动。例如，血中某种物质的浓度高于腹腔内透析液中的浓度，且腹膜可以透出这种物

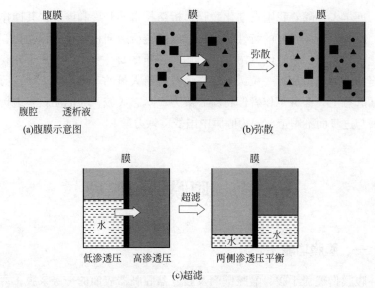

图 1-1 腹膜透析

质，该溶质就会弥散入透析液内。反之，如果透析液中的溶质浓度高于血中浓度，则该物质会弥散入血内。由于透析液内电解质组成与正常人体细胞间液的组成相似，故透析后血中多余的物质，如代谢废物等得以清除，而血中缺乏的物质得以补充，使患者的血电解质恢复或接近正常生理状态。

二、腹膜透析原理

（一）腹膜透析溶质转运

腹膜透析时溶质可在腹膜毛细血管内血液和腹腔内腹透液之间进行双向溶质转运。腹膜透析时溶质转运的基本方式是弥散和对流。溶质弥散速度受腹膜两侧的浓度差及其分子量的影响。影响溶质跨膜转运的因素包括腹膜内在通透性、腹膜两侧溶质浓度梯度等。

1. 影响腹膜透析溶质转运的因素

影响腹膜透析溶质转运的三个因素包括：①腹膜微循环；②腹膜表面积与通透性；③腹膜透析液。这三个因素的改变均可影响腹膜的溶质转运。

2. 腹膜透析溶质清除率

腹膜透析时溶质清除包括残余肾溶质清除和腹膜溶质清除两部分，随着残余肾功能下降，必须相应增加腹膜溶质清除。腹膜溶质清除率是衡量腹膜溶质清除能力的一个重要指标，即单位时间内溶质转运量除以血浆中该溶质的浓度。

3. 腹膜表面积与通透性的调节

腹膜有效表面积取决于直接与腹膜透析液均匀接触的腹膜面积和充盈的腹膜毛细血管数目。仰卧位时，透析液分布于整个腹腔，但在坐位或立位时，腹透液主要积聚在脐下区域，因而坐位或立位比仰卧位时的溶质清除率要低。腹部震荡时，由于腹透液充分混合，破坏了腹腔内不流动液体层，腹膜有效血流量增加，可使溶质的清除增加。腹膜毛细血管充盈数决定于内脏血流和血容量。

（二）腹膜透析超滤

腹膜透析通过在腹膜透析液中添加具有一定渗透性的物质，以形成腹透液与机体血液之间的跨膜渗透压差而清除血液内多余的水分，这一过程称为腹膜透析超滤。腹膜结构和功能的改变可引起腹膜超滤下降，当腹膜超滤功能下降达到一定程度则出现腹膜超滤衰竭。

1. 液体跨膜转运的动力

液体跨膜转运的动力包括两种主要因素，即毛细血管静水压梯度和渗透压梯度。在正常情况下，腹膜毛细血管内静水压保持相对恒定，在腹膜透析时对其影响较小。渗透压梯度是腹膜透析中超滤的主要动力。影响超滤的因素主要有腹膜面积、腹膜通透性、血浆渗透压及透析液的渗透压等。

2. 腹膜透析超滤与透析液的吸收

腹膜透析的超滤主要靠提高透析液的渗透压来实现。目前，常用的透析液主要用葡萄糖提高渗透压。由于腹膜不断吸收葡萄糖以及超滤的水分不断稀释透析液，透析液渗透压逐渐下降，水的超滤能力随之逐渐降低。透析中亦可能出现透析液内水分向血液内的转运，此过程称透析液重吸收。当透析液的超滤量少于透析液的重吸收量，导致在一个透析周期中最终引流的透析液量少于最初的灌注量时，称之为负超滤，俗称"反超"。

3.腹膜透析超滤衰竭

腹膜失去超滤功能称为超滤衰竭。根据国际腹膜透析协会（ISPD）指南，超滤衰竭是指用 4.25% 葡萄糖透析液 2000mL 留腹 4h 后超滤量 < 400mL。

4.影响超滤的因素

主要包括：①腹透液的渗透剂和透析液量；②腹透液留置时间；③超滤的个体差异；④药物对超滤的影响。

第三节　腹膜透析装置

要将腹膜变成具有排泄代谢产物功能的系统，就必须具备腹膜透析装置和腹膜透析液。理想的腹膜透析装置是能在较短的时间内将大容量的透析液注入和引流出腹腔，同时保持周围组织正常的生理学、解剖学、组织学和细菌学状况。

一、腹膜透析导管

（一）腹膜透析导管的工作原理

无论使用哪种腹膜透析导管，将透析液注入腹腔通常较容易完成。但各种腹膜透析导管将透析液从腹腔引流出来的情况却不同。即使透析液的容量和压力梯度相似，透析液从腹腔引流出来需要的时间也通常超过透析液注入所用的时间。5% ～ 25% 的 Tenckhoff 腹膜透析导管因为引流障碍拔除，避免这种单向阻塞已成为设计腹膜透析导管腹内部分的主要目的。

腹透液在腹膜透析导管中的流速取决于压力梯度、腹膜透析导管中透析液受的阻力和透析液的黏度三个因素。腹透液在腹膜透析导管中的流速可用以下公式来描述：$Q = \Delta P / R$。式中，Q 为流速（mL/min）；

ΔP 为腹膜透析导管两端之间的压力梯度（cmH_2O 或 mmHg）；R 为透析液的阻力 [cmH_2O/（mL·min）或 mmHg/（mL·min）]；R 取决于腹膜透析导管的形状和透析液的黏度。

绝大多数腹膜透析装置的压力梯度来自重力。灌注腹透液时提高透析液袋，引流透析液时将透析液袋放低。透析液注入时的压力梯度＝透析液袋内空气与液体分界面的高度 − 脐部的高度 − 腹内压，透析液引流时的压力梯度＝脐部的高度 − 透析液袋内空气与液体分界面的高度 + 腹内压。腹内压的常用测量方法是：让透析液袋内的无菌空气进入体外的透析连接管道，当管道内的透析液停止进入腹腔时，测得的空气和液体分界面与脐部的高度差即为腹内压。由于腹内压总是正值，因此腹内压会加快透析液流出的速度和减慢透析液注入的速度。

腹内压的决定因素很多，包括腹部的顺应性（容量和压力的变化）、身体的大小和结构、肌肉的紧张度、体位、活动以及注入液体量等。相对于腹腔的容积，患者对腹腔内透析液容量的耐受性更多地取决于腹腔压力的大小。以脐部为参照，腹内压超过 $7cmH_2O$ 时就会使呼吸潮气量减小，腹内压达 $15cmH_2O$ 时就会使心排血量降低。慢性心、肺疾病患者能够承受的腹内压增加值更小。一个中等身材的患者注入标准容量的透析液时，其腹内压一般不超过 $10cmH_2O$。

流体力学的研究表明，腹膜透析导管能较好地引流腹腔顶部和底部的透析液。当引流袋的位置低于身体，只要透析导管内没有空气进入，透析液就可以沿着透析导管从腹腔向上流动，再向下流入引流袋。其实，卷曲型 Tenckhoff 腹膜透析导管即使被放置或移位到上腹部，透析液也可以引流顺畅。腹膜透析导管移位到上腹部通常是因为网膜吸附，这时出现引流不畅的原因是网膜吸附而不是腹膜透析导管的位置改变。柱盘腹膜透析导管有一个盘紧贴前腹壁的壁层腹膜，虽然盘的位置远高于腹腔的底部，透析液沿壁层腹膜表面进入盘，再流出腹腔，透析液的引流并不困难。

腹透患者站立时腹透液常积聚在下腹部，而且盆腔的网膜组织也少，因此，腹膜透析导管末端的最佳位置是盆腔。当然，如果用腹腔镜把腹膜透析导管放在中腹部一个没有粘连的位置，腹膜透析导管也能较好地发挥作用。当患者躺着行腹膜透析时，比如夜间自动化腹膜透析，腹膜透析导管在中腹部与在下腹部一样运作良好。

相对于将透析液注入腹腔，将透析液引流出腹腔的难度更大。引流刚开始时速度较快，后来逐渐减慢。使用直型 Tenckhoff 腹膜透析导管注入 2L 腹透液，引流前 1500mL 时常能保持稳定且快速，剩下 500mL 的引流则可能慢且不稳定。腹腔内最后四分之一透析液的引流速度减慢可能与透析液阻力增加有关。

腹膜透析导管会接触许多腹腔壁层和脏层组织，当腹腔内的透析液容量减少时，这些组织就会向腹膜透析导管靠近。透析液流入腹膜透析导管所产生的负压更加促使腹腔内组织向导管聚拢。水流旁侧液压的减少与水流的线性速度有关。一条直型 Tenckhoff 腹膜透析导管末端开口的横截面积是 $0.07cm^2$，32 个直径 1mm 的侧孔的横截面积是 $0.25cm^2$，两者相加的总面积是 $0.32cm^2$。当透析液的引流速度是 200mL/min，通过这些孔径的线性速度是 10cm/s，引流通路邻近组织上的液压就减少了 $50cmH_2O$。

（二）腹膜透析导管的类型

腹膜透析导管可分为急性腹膜透析导管和慢性腹膜透析导管，按患者年龄大小还可分为儿童腹膜透析导管与成人腹膜透析导管。

1. 急性腹膜透析导管

所有急性腹膜透析导管的结构基本均为一条长的直管或轻度弯曲、质地较硬的导管。导管腹内段有许多侧孔。导管内有金属管芯针或金属导丝，在置管时起引导作用。急性腹膜透析导管可在床边操作，节省手术时间，有利于抢救患者。但急性腹膜透析导管无防止细菌侵入的涤纶套，连续透析 3 天后腹膜炎发生率较高，且因导管较硬易引起肠穿孔。如果患者需要持续透析，就要定期更换腹膜透析导管或在腹壁的其他部位置入新的导管以替代原有的腹膜透析导管。这种导管也常出现引流困难，需要经常重新定位。使用腹膜透析机行自动化腹膜透析时，急性腹膜透析导管容易触发腹膜透析机的报警装置导致透析中断。因此，目前临床上在需要紧急透析时常置入慢性腹膜透析导管，以保证透析安全、有效地进行。

2. 慢性腹膜透析导管

慢性腹膜透析导管由硅胶或聚氨基甲酸乙酯制成，带有 1 个或 2

个涤纶套。导管分为三段，包括腹外段（长约 10cm）、皮下隧道段（长 5 ～ 7cm）与腹内段（长约 15cm）。慢性腹膜透析导管的末端也有许多直径约 0.5mm 的侧孔。硅胶或聚氨基甲酸乙酯的导管表面可以刺激皮下隧道腹膜透析导管周围的扁平上皮细胞增生，可以增强机体抵抗细菌通过导管皮肤出口或腹膜入口侵入组织的能力。腹膜外与皮下的两个涤纶套可刺激局部组织发生炎症反应，并在 1 个月左右形成纤维肉芽组织。纤维肉芽组织可固定导管涤纶套，而且能防止细菌通过涤纶套从皮肤或腹腔（存在腹膜炎时）进入皮下隧道。慢性腹膜透析导管使用期限较长，即使发生腹膜炎，通过正确使用抗生素，一般也能控制感染，达到治愈效果而不需拔除导管。在没有特殊并发症的情况下，慢性腹膜透析导管能成功使用数年。因此，如果在行腹膜透析前估计患者需要较长时间的腹膜透析治疗，一开始就应该置入慢性腹膜透析导管，以避免日后更换导管。

（三）几种常用的腹膜透析导管及评价

1. Tenckhoff 腹膜透析导管

（1）直型 Tenckhoff 腹膜透析导管　该导管为一条内径 2.6mm，外径 5mm 的硅胶管，有 1 ～ 2 个 1cm 长的毛质涤纶套，腹腔段末端的 10cm 导管上有直径 0.5mm 的侧孔 60 个。所有的 Tenckhoff 导管均有一条不透 X 线的充钡的条带，便于在 X 线下观察导管的位置。通常将双涤纶套直型 Tenckhoff 腹膜透析导管称为标准 Tenckhoff 导管，它是目前国内应用最广泛的腹膜透析导管。相对于标准 Tenckhoff 导管，单涤纶套的 Tenckhoff 导管使用寿命较短，更易发生腹膜炎和隧道口感染，且隧道口感染更不易治愈。使用标准 Tenckhoff 导管时，腹膜透析液注入腹腔较容易，但在透析液排出时，随着透析液容量的减少，由于导管侧孔的吸引力，网膜和肠袢会缠绕、堵塞导管末端和旁侧孔，使透析液流出阻力增加，可能引起透析液流出障碍。

（2）卷曲型 Tenckhoff 腹膜透析导管　导管的腹腔段末端呈卷曲形，该部分长约 18.5cm，有 110 个直径 0.5mm 的侧孔。相对于标准 Tenckhoff 导管，它增加了腹膜脏层和壁层之间管道的容积，有更多的侧孔可供透析液流动，有助于导管末端透析液的出入。这种导管还在一定程度上具备防止网膜和肠袢堵塞导管末端开口和侧孔的作用，可以减少透析液引流障碍的发生。另外，透析液灌注时也较少出现疼痛。1个涤纶套的卷曲型 Tenckhoff 导管是儿童最常用的腹膜透析导管。

2. TWH 导管

TWH（toronto western hospital）导管在直型 Tenckhoff 导管的基础上有所改进，在导管的腹腔段有 2 个扁的硅胶盘，硅胶盘之间相距5cm，盘的直径为 28mm，盘的厚度为 1mm。这 2 个硅胶盘能防止导管腹腔段的自由移动，2 个盘撑住网膜和肠袢，使导管与网膜和肠袢分开。TWH 导管除了独特的腹腔段设计外，还有 1 个涤纶盘紧靠深部涤纶套，可以减少透析液漏出，并固定导管位置。紧靠涤纶盘处还有 1个硅胶珠，使腹膜和周围组织紧紧包绕在导管珠、盘之间。运用涤纶盘和硅胶珠固定深部涤纶套的设计，可以减少导管出口处感染或腹壁疝，但 TWH 导管的置入和拔除手术操作较复杂，拔除时患者承受的痛苦尤其明显。

3. 鹅颈管

鹅颈（swan neck）管的特点是在 2 个涤纶套之间有 1 个永久性的 U形弧状弯曲，因其弯曲的形状而称为鹅颈管。这种弯曲使导管皮肤出口向下，从而减少隧道口和隧道感染的机会。同时，这种弯曲在导管制造过程中就已定型，所以不会因弯曲而产生弹性回力，避免了皮下涤纶套脱出皮外，也可减少导管腹腔段末端的移位。

胸骨前鹅颈管的皮肤出口开在胸廓前壁上部，延长了腹膜透析导管皮下部位的长度。胸壁运动度小，有利于伤口愈合，也可减少出口处损伤和感染的机会。另外，该导管有 3 个涤纶套，可减少管周细菌穿透到腹腔，因此，腹膜炎的发生概率也可减少。

4. 提柄式导管

提柄式导管（pail-handle catheter）又称为 Cruz 导管。该导管有两个直角弯曲：一个引导腹膜透析导管腹内部分，使其与壁层腹膜平行；另一个引导导管的皮下隧道段，使导管的皮肤出口向下。此导管只能用聚氨基甲酸乙酯制造，聚氨基甲酸乙酯比硅胶更强、更平滑，但临床效果尚不肯定，而且聚氨基甲酸乙酯制成的导管和涤纶套接头处容易破裂，从而引起管周渗漏。聚氨基甲酸乙酯材料的导管易受临床上常用的莫匹罗星软膏、乙醇等化学物质损坏。Cruz 导管的内径较大，盘管部分靠近腹膜壁层，从而使透析液的流出速度比标准硅胶管快。Cruz 导管适用于肥胖患者。

5. Moncrief–Popovich 导管

该导管与标准的 Tenckhoff 鹅颈管很相似，但其皮下涤纶套更长。置管初期导管的腹外段包埋于皮下，以便皮下组织在无菌环境中向皮下涤纶套内生长。2～8 周或更长时间后再将皮肤切开，引出导管的腹外段部分。Moncrief-Popovich 导管能减少透析液渗漏的发生率，降低隧道口感染率，但也有报道认为埋藏式置管并不能减少感染率。

6. 柱盘导管

这种导管是在双涤纶套 Tenckhoff 导管的基础上改进的，腹腔内部分很短，皮下部分较长。腹腔段末端有两个直径约 5cm、紧贴壁层腹膜的盘，两个盘之间有许多硅胶柱连接，靠近腹膜的盘起着导管末端的作用，而远端的盘可防止大网膜和肠袢堵塞导管，起着保护作用。灌注及引流时，透析液从两个圆盘的边缘进出，由于圆盘的面积较大，液体流动的速度较慢，因此网膜被吸向导管的引力也较小，导管引流透出液也较彻底。因为液体流速较慢，入液疼痛很少发生。盘和深部涤纶套的位置相对于壁层腹膜比较固定，在一定程度上避免了疝和隧道口感染的发生。柱盘导管在置入和拔除导管时腹膜切口较大，手术较困难。婴儿和儿童不应使用柱盘导管，因为肠管可能陷入柱、盘之间。

7. Valli 导管

该导管也是在 Tenckhoff 导管的基础上改进的，导管的腹腔段末端有一个椭圆形的囊，囊壁上有 400 余个小孔，因此也称作囊状导管。这种囊状的设计是用于防止大网膜等对导管的堵塞，但研究发现该导管并不能明显改善引流障碍发生率，而且手术的难度较大。

8. T 形导管

导管的腹腔段末段是一个直型有凹槽的分支状结构，紧贴壁层腹膜以固定导管的位置可以避免深部涤纶套脱出。导管上的凹槽让透析液从各个方向流入腹腔，透析液的引流速度较快而且稳定。这种导管的管周渗漏、疝、导管出口处感染、引流障碍等并发症的发生率低。

（四）用于持续流动性腹膜透析（CFPD）的腹膜透析导管

一系列的 CFPD 双腔腹膜透析导管已经设计出来，并在实验室和一定的临床范围内使用。理想的 CFPD 腹膜透析导管能保证腹透液以 150～250mL/min 的流量注入和引流，并使腹透液以微小的液流和反复循环的方式得到充分混合。另外，CFPD 腹膜透析导管与其他腹膜透析导管一样，也应具备体积小、容易置入、生物相容性好、功能可靠和安全性佳等特点。

简单的 CFPD 腹膜透析导管有两根长度不同的管，较短的管用于注入腹透液，较长的管用于引流透析液，两条管道的长短不一有利于隔开进、出的透析液流，更好地混合透析液。管腔的腔内部是圆形或双"D"形，较长的那条管可以是直的或卷曲的。另外，类似于 TWH 导管上的那种硅胶盘也可用于较长的那条管以减少网膜的缠绕。初步的临床观察显示，这类 CFPD 腹膜透析导管的透析液再循环率可能高达 50%，将 CFPD 导管的两条分支隔开或使用两条单独的导管可以显著降低再循环率。

为了提高 CFPD 双腔导管的透析液混合率，又设计了一种新的双腔导管。这种导管能将两条管在腹腔内最大程度地分开，并能用腹腔镜置入。两个管道的横截面形状明显不同，一个呈椭圆形，另一个则呈新月形，这种几何形状的设计保证了导管在横截面上具有最大的内径和最小的外径。两条管连在一起通过腹壁和皮下组织，在体外两条管是分开的，在腹腔内两条管也是分开的，每条管的末端是类似于"T"形腹膜透析导管的有凹槽的结构。这种双腔导管的腹内部分呈双"J"形，便于贴近壁层腹膜。双"J"形的设计使腹腔内的两条导管呈 180°分开，加上凹槽引起的功能性分隔，可造成最小的结构上的透析液分流距离是 13cm，而功能性的透析液分流距离可达 20cm 左右。体外试验表明，这种双腔导管的透析液注入和引流速度基本符合要求。

另外一种双腔导管用于注入透析液的那条管的末端是一个贴近腹壁的薄壁硅胶扩散器，它能柔和地扩散透析液，在保证高透析液流量的同时不损伤腹膜。扩散器上不同位置的小孔使透析液能从任何角度流出扩散器，从而提高混合透析液的效果。引流管较长，呈卷曲状。这种双腔导管的效果还有待临床进一步证实。

还有一种方法是使用 2 条单独的腹膜透析导管在不同的位置置入腹腔，再连接成一条有皮下涤纶套的双腔管，一起穿出皮肤。这种方法在一些临床研究中已得到肯定。因为透析液注入管和引流管在腹腔内完全分离，因此避免了透析液直接由注入管末端流入引流管。引流管应尽量达到最佳的引流速度 200mL/min，注入管可比引流管细很多，每条管应放在不同的位置以发挥最佳功能。这种方法的缺点是需在不同部位切开腹膜两次，但是用腹腔镜置管时，在气腹的情况下安全地做两次穿刺并不困难。

二、腹膜透析体外连接系统

腹膜透析液袋通过长的塑料管路与患者的腹腔连接，这个管路就是腹膜透析体外连接系统，包括三种主要类型：直管连接系统、Y 形管连接系统和双袋连接系统。

（一）直管连接系统

1. 设计

其基本设计是一根简单光滑的塑料管，一端与腹膜透析导管连接，另一端与透析液袋相连。腹膜透析液通过直管进入腹腔，腹腔内的透析液也通过直管引流入透析液空袋，完成一个腹膜透析周期后，中断直管与透析液袋之间的连接。直管连接系统还包括一个尖头管状连接器或安全锁式接头。

2. 操作程序

（1）透析液因重力作用灌入腹腔。

（2）将空的透析液袋同直管系统折叠好，放入腰袋内。

（3）透析液在腹腔内停留 4 ～ 8h。

（4）将折叠好的空袋打开，放在地上，腹腔内的透析液流入袋中。引流完毕后，关上直管上的管夹，关闭引流袋输液管上的管夹。分离接头，检查引流袋内的透出液，称重、记录后丢弃。

（5）将新的透析液袋挂在输液架上，与连接系统相连。

（6）打开直管上的管夹，向患者腹腔内注入新的腹透液。

3. 注意事项与评价

（1）必须严格无菌操作，稍有不慎即可能导致腹膜炎。

（2）每次操作时注意直管有无破损，发现破损立即更换。

（3）直管每隔 1 ～ 3 个月更换一次，由专业人员操作。

（4）简单易行，费用不高，但腹膜炎发生率高，现在已很少使用。

（二）Y 形管连接系统

1. 设计

Y 形的两个分支分别连接装有腹膜透析液的袋（输入段）和引流液袋（输出段），Y 形管的主干经接头与腹膜透析导管或其延伸管连接。在某些情况下，引流液袋可以是刚灌注过透析液的空袋。大多数 Y 形管并不直接与患者的腹膜导管相接，而是通过一个 15 ～ 24cm 长的连接器或延伸管与导管相连。

O 形连接系统属于可分离、可重复使用的未连接 Y 形管连接系统，其主支与延伸短管连接，两外支分别与透析液袋和引流液袋连接。O 形管道装置打开则是 Y 形管道装置，连接起来又成为 O 形管道装置。在两次腹膜透析液更换间隔期，管路内充满消毒剂，将 Y 形管的两外支连接起来组成一个 O 形管存贮起来备用。

2. 操作程序

（1）新鲜透析液袋经尖头管状连接器或锁式接头与 Y 形管输入段相连接。

（2）Y 形管主干与延伸管连接。

（3）开放 Y 形管主干与输出段，腹腔内的透析液被引流入引流液袋。

（4）夹住 Y 形管主干，用约 100mL 新鲜透析液冲洗 Y 形管输入段、输出段两个分支，冲洗液流入引流袋。

（5）夹住输出段，放开主干，新的腹膜透析液流入腹腔。

（6）断开 Y 形管主干与延伸管之间的连接。

（7）检查引流袋内的透出液，称重、记录后丢弃。

3. 注意事项与评价

（1）Y 形管和延伸管每隔 2 ～ 3 个月更换一次。

（2）每次腹膜透析前仔细检查 Y 形管和延伸管有无破损，一旦发现破损立即更换。

（3）使用 O 形连接系统时，在腹膜透析液注入腹腔前，必须将管道内的消毒液冲洗干净，否则即使微量的消毒液进入腹腔也会引起剧烈的腹痛，当出现这种情况时，应立即将腹腔内液体引流出来。

（4）在两次腹膜透析液更换间隔期，患者不需与空透析液袋相连接。

（5）Y形管连接系统的腹膜炎发生率明显低于直管连接系统，其可能原因有：①采用透析液灌入腹腔前冲洗，可以冲洗掉在新的透析液袋连接到Y形管侧支时所带入的细菌，避免了细菌随新的透析液进入腹腔；②在透析液进出腹腔的过程中，连接系统的管路和透析袋与患者无直接接触，减少了对腹膜导管皮肤出口处和皮下隧道的微小损伤，从而减少了皮肤出口处和皮下隧道的感染机会，因此降低了腹膜炎的发生率。

（三）双袋连接系统

1. 设计

Y形管连接系统的两个分支分别与新透析液袋和引流袋以无接头形式相连接，Y形管的主干以接头形式与延伸管的接头相连接。在腹膜透析液灌注之前仍需冲洗管路，目的是冲走管路内残余的空气，而不是预防腹腔感染。

2. 操作程序

（1）取双袋连接系统，将Y形管的主干与腹膜透析导管的延伸管相连接。

（2）打开Y形管的主干和Y形管与引流袋相连的分支，将患者腹腔内的透析液引入引流袋。

（3）关闭主干，打开与新透析液袋相连的Y形管输入段上的管夹，进行灌注前冲洗，约100mL的冲洗液被引入引流袋，排出管路内残留的空气。

（4）关闭Y形管与引流袋相连的分支，打开Y形管的主干和Y形管与新透析液袋相连的分支，使新的透析液进入患者腹腔。

（5）夹住Y形管的两个分支，使Y形管的主干和延伸管分离。

（6）检查引流袋内的透出液，称重、记录后丢弃。

3. 注意事项与评价

（1）双袋连接系统的接头只有一个，污染的机会少，腹膜炎的发生率大大低于标准Y形管连接系统。

（2）双袋连接系统是目前最常用的腹膜透析连接管路系统，操作简便，但与可重复使用的管路装置相比，其费用较高。

（四）腹膜透析连接装置

1. 钛接头

在开展 CAPD 的早期，腹膜透析导管腹外段与其连接管路的连接是通过简易的塑料接头完成的，这种接头容易破裂，经常意外脱落而导致腹膜炎的发生。目前采用一种特殊的钛制锁式接头，钛接头重量轻、耐腐蚀，而且操作简便、连接紧密，可以防止接头破裂和意外脱落，是一种功能良好的接头。此外，持久耐磨的塑料也可用来制作导管接头。

2. 插入式接头

插入式接头是腹膜透析连接系统中使用最久和最简便的连接方式。操作时只需将患者连接管末端的尖管式接头插入透析袋的出口即完成连接。因为使用插入式接头需要较好的视力、良好的定位能力和一定的力量，许多患者不适合使用插入式接头。如果操作失误，会引起污染，从而导致腹膜炎的发生。现在 CAPD 患者已较少使用这种简易性的接头。

3. 安全锁式接头

安全锁式接头分为两部分，分别连在两根管道上。在进行连接时，将一端接头的单项阀门推开，接头接通，液体可以通过。当接头分离时，单项阀门自动关闭，以防止污染物的侵入。

4. 护罩扣式接头

这种接头是将一条连接管的接头插入透析袋的输液管，并用护罩将两者扣锁起来。护罩不仅可以防止管道脱落，而且能保护接头处不受灰尘的污染。

5. 螺旋式接头

螺旋式接头在双袋连接系统中使用较普遍。在一根管道末端装有一个螺旋外套，在另一根管道末端装有与之配套的接头，两者之间可充以消毒剂，操作方便，不易污染。

6. 特殊的 CAPD 连接器

特殊的 CAPD 连接装置能减少 CAPD 患者的腹膜炎发生率，但是这些设备大多体积庞大，操作繁琐，有些还需要电力或强力电磁，目前尚不能普遍使用。

（1）机械辅助装置　该装置利用杠杆原理或齿轮帮助失明或关节炎患者将管道接头插入透析液袋的输液管接头中。

（2）紫外线灭菌器　这种装置将紫外线灭菌器械与机械辅助装置相结合，在连接前将管路接头和透析液袋输液管用紫外线照射，然后进行连接。

（3）无菌连接器　这种装置不用接头，而是直接通过高温把连接管与透析液袋输液管焊接起来。高温起着消毒和融合管道的作用。

三、腹膜透析机

自动化腹膜透析（automated peritoneal dialysis，APD）是一项近年来飞速发展的腹膜透析技术，其操作过程由一台全自动化腹膜透析机完成。APD泛指采用自动化循环机进行腹膜透析治疗的任何腹透形式，包括IPD（间歇性腹膜透析）、NIPD（夜间间歇性腹膜透析）、CCPD（连续循环腹膜透析）、TPD（潮式腹膜透析）。它的优点是方便、容易操作且能使患者生活质量提高。APD可以帮助腹膜透析患者解决长期治疗上的技术问题，特别是针对某些特殊患者，如残余肾功能进行性下降时，可以采用加大透析剂量，实现充分透析和改善生活质量。由于APD利用患者整晚的休息时间自动进行腹膜透析，故白天，患者及助手均可不受任何约束地安排日常活动或参加力所能及的工作，使患者重返社会，为社会、家庭创造价值。腹膜透析机（见图1-2）操作简便，患者依从性好，腹膜炎发生率低，但价格昂贵，限制了它的广泛使用。

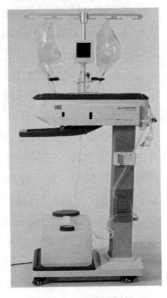

（一）腹膜透析机的基本结构

1.透析液供给系统

（1）透析液供给系统的组成

图1-2　腹膜透析机

① 透析液供给系统：包括透析液储存器、透析液输送管道、透析液加温装置、透析液进出的计量装置及一套保证透析液顺序流动的阀门。

② 透析液储存器分为两种：a. 不锈钢制成的专用透析液贮存槽，消毒不方便，目前已淘汰；b. 直接应用瓶装、塑料袋装或塑料筒装的无菌透析液，使用前只需与机器的无菌管路相连接即可，操作简便，是临床上常用的方法。

由于严格的无菌要求，透析液供给系统均采用封闭式管道结构。透析液输送管道目前多使用与机器配套的一次性无菌管路系统。

（2）透析液的供给方式

① 利用重力原理使透析液进入腹腔：腹透机把透析液用泵从大的储存袋输送到有一定高度的高位容器中，然后利用液体自身的重力，流入腹腔。此方法透析液输入腹腔的速度均匀，压力适宜，但是需要一个高位容器和液体泵。

② 利用空气压力使透析液进入腹腔：输液泵把透析液送入一个容器，容器内的空气被压缩产生压力，将透析液从容器压入患者的腹腔中。此方法透析液输入速度及压力较适宜，同样也需要一个容器和液体泵。

③ 用计量泵直接把透析液输入腹腔：用输液泵（可计量液体量）把透析液直接输入腹腔。机器结构简单，但有两个缺点：输液泵在启动时及匀速运转中流量不同，管道内的压力变化也影响流量，因此输液泵的流量不恒定，不能精确计量液体量；由于泵的压力较大，当透析管路梗阻或腹腔灌满后，仍可继续注入，造成管道内压力增高，甚至导致管路破裂，也可引起患者腹压过高。

（3）管道系统的消毒　过去常用福尔马林、复方次氯酸钠等消毒剂消毒或高温消毒，但均有缺陷。现在的腹膜透析机通常使用一次性无菌管路，直接使用，用后即废弃。

（4）透析液输送管道的连接装置

① 透析液输送管道与腹膜透析导管的连接：患者每晚均将腹膜透析导管与管道连接好，次日清晨，再将导管和管道断开。许多腹膜透析导管末端有一个标准的安全锁式接头，连接时需对接头消毒并用灭菌剂擦洗管道。现在广泛使用的可快速连接和断开的新式安全锁式接头不需人工消毒，使用更方便。

② 透析液输送管道与透析液储存器的连接：标准的插入式或安全锁式接头常用在透析液储存器的连接上。为了减少污染的危险，有的腹膜透析机在连接后设定冲洗选项，尤其适于有视力损害、关节炎或神经系统障碍的尿毒症患者。

2. 自动控制、监测及报警装置

（1）温度控制系统　由温度表、加热器、自动恒温装置等部分组成，主要目的是自动控制进入腹腔的透析液温度在适当的范围内（37℃左右），以避免透析液温度异常造成患者不适、心律失常及内脏血管收缩等，影响透析效果。在透析过程中，如果透析液温度过高或过低，机器均能发出警报，并自动停止透析液的输入，调节透析液温度至合适范围后才继续透析过程。

（2）透析液计量系统　包括进入腹腔透析液的计量和排出腹腔透析液的计量。液体计量方法有容量计算法和重量计算法两种。目前的腹膜透析机通常根据进入和排出的透析液数量差计算单次循环的超滤量和透析过程中的累积循环超滤量。计量系统与控制系统相联系，在透析液流进或流出有过量或不足时，机器会发出警示信号。在开始透析前输入治疗参数值时，机器就可自动设定警示范围，也可人工设定警示信号范围。

（3）透析液顺序流动控制系统　进行腹膜透析时，应先将腹腔内用过的透析液放出，再将一定量新鲜的透析液注入腹腔，留置一段时间后再排出体外。机器必须按这个顺序控制透析液的流动，并反复进行。此外，大多数机器还设有一套手动装置，当透析液顺序流动自动控制发生障碍时，可用手按动有关按钮，保证透析的正常进行。

（4）压力感受控制系统　用输液泵直接把透析液输入腹腔的腹膜透析机均有这种装置。当腹腔内压或透析液输入管路中压力超过限定值时就会发出警示信号，同时自动停止输液泵的工作，故障排除后才重新开始工作。

（5）透出液排液报警装置　由两部分装置组成。一部分装置同透析液顺序流动控制系统联系，当排液完成后又重新启动装置，使机器进入下一循环周期的运转。另一部分装置与计量系统联系，在引流期如果存在排出管路梗阻等情况，排出量达不到一定要求（比如低于注入量的

50%），就会发出警示信号，机器自动停止，故障排除后机器才能继续运转，而当排出量达到设定的要求，机器就会自动停止排出，转而进入下一循环周期，注入一定量的新的透析液。

（二）腹膜透析机的功能

腹膜透析机最基本的功能，就是自动控制透析液经无菌的管路系统进出腹腔。它的主要功能包括：

（1）精确计量透析液出入腹腔的量，及时掌握患者体内水平衡状况。

（2）透析液温度控制在37℃左右，使患者感觉舒服，透析效率也较高。

（3）按腹膜透析特定的液体流动周期，即进液→留置腹腔→出液的顺序进行工作，并按医生处方要求设置不同的注入量和留置时间。

（4）配备一整套完整的自动监测和报警装置，腹透过程中一旦出现异常情况，机器能及时发现并以警示信号报告操作者，同时自动关闭所有阀门，停止透析，以保证透析过程的安全。

（5）记录透析液交换时间、超滤量等患者实际透析情况，以便完善腹膜透析。

（三）腹膜透析机的参数设置

1. 主要参数

总治疗量、注入量、治疗时间。

2. 辅助参数

治疗模式（CCPD/TPD）、末袋注入量、TPD 的引流比例等。

（四）腹膜透析机的评价指标

1. 安全性

腹膜透析机的自动监测和报警装置能正常工作，出现异常情况时机器报警后能自动终止运行，尤其在夜间进行透析治疗时，机器发出的警示信号要足够清楚，以提醒正在休息的患者或其助手。必须保证患者的透析安全，这也是评价腹膜透析机的首要条件。

2. 操作简便

一台好的腹膜透析机要求操作简单、易学，经过短期培训后患者或其助手就能熟练操作机器，并能处理常见的警报和故障，以利于开展家庭腹膜透析。新型的腹膜透析机设计先进、轻便，旅行时也可携带。

3. 透析方案的弹性选择

腹膜透析机要能提供最具弹性的治疗方案选择空间，以适应患者的不同需要，选择最适合的治疗方式，达到充分透析的目的（见图 1-3）。

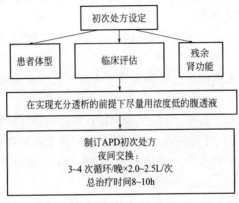

图 1-3　初次处方设定

4. 性能价格比

腹膜透析机价格昂贵，配套使用的一次性透析管路价格也较高，因此，性能价格比也是选择腹膜透析机的一个重要参考因素。

第四节　腹膜透析液

一、定义

腹膜透析液（peritoneal dialysis fluids，PDF）是腹膜透析的重要组成部分，主要由三部分构成：渗透剂、缓冲液、电解质。腹膜透析液的主要作用：补充体内所需要的物质，平衡体内外紊乱的物质，清除体内毒素，排出过多的水分。腹膜透析液的成分和生物相容性直接影响腹膜的结构、功能和透析的效能。因此，生理性的、良好生物相容性的腹膜透析液是维持腹膜透析的关键所在。

二、腹膜透析液的要求

作为要进入人体，并在人体内代谢的液体，腹膜透析液必须尽可能地符合人体生理状态和要求。因此，腹膜透析液的要求如下：

（1）电解质成分及浓度与正常人血浆相似，可提供患者所缺乏的溶质并能有效地清除毒素。

（2）含一定量的缓冲液，如醋酸盐、乳酸盐、碳酸氢盐，可纠正机体代谢性酸中毒。

（3）渗透剂无副作用，渗透压等于或高于人体血浆渗透压，具有有效的超滤作用。

（4）具有无菌、无毒、无致热原的特点并达到静脉输液的标准。

（5）符合人体的生理特点，与人体有良好的生物相容性。

（6）配方易于调整，允许加入适当的药物（如氯化钾、钙剂、胰岛素等）以适用不同患者病情的需要。

（7）新型的腹透液要求 pH 在生理范围内，等渗，碳酸氢盐缓冲剂、葡萄糖降解产物（GDPs）少，并能提供部分营养物质而不引起代谢性并发症。

三、理想腹膜透析液的要求

pH 在生理范围附近；等渗透压；渗透剂不易吸收；以碳酸氢盐为缓冲剂；可提供部分营养物质；葡萄糖降解产物少。

四、目前临床常用的腹膜透析液组成成分

表 1-2 中所列均为普通钙浓度腹膜透析液，生理性钙腹膜透析液的钙离子浓度为 1.25mmol/L。

表 1-2　目前临床常用的腹膜透析液组成成分

项目	葡萄糖腹膜透析液			艾考糊精腹膜透析液	低 GDPs 碳酸氢盐腹透液
	1.5%	2.5%	4.25%		
Na/（mmo/L）	132	132	132	132	132
Cl/（mmo/L）	96	96	96	96	96
Ca/（mmo/L）	1.75	1.75	1.75	1.75	1.75

项目	葡萄糖腹膜透析液			艾考糊精腹膜透析液	低 GDPs 碳酸氢盐腹透液
	1.5%	2.5%	4.25%		
Mg/（mmo/L）	0.25	0.25	0.25	0.25	0.25
乳酸盐 /（mmo/L）	40	40	40	40	12
碳酸氢盐 /（mmo/L）	－	－	－	－	25
pH	5.2	5.2	5.2	5.2	7.3
渗透压 /（mOsm/L）	346	396	485	284	346 ～ 485
GDPs 含量	＋	＋＋	＋＋＋	＋	很低

1. 葡萄糖腹膜透析液

（1）组成和特点 葡萄糖是目前临床最常用的渗透剂，以葡萄糖为渗透剂，浓度分为 1.5%、2.5%、4.25% 三种，渗透压为 346 ～ 485mOsm/L，pH5.2。

（2）临床应用

① 可用于各种腹膜透析治疗模式。

② 有残余肾功能者，首选 1.5% 葡萄糖腹膜透析液。

③ 尽量减少高浓度（2.5% 及 4.25%）葡萄糖腹膜透析液的使用。

④ 水负荷过重需要加强超滤时，可以逐渐增加高浓度葡萄糖腹膜透析液的使用。

⑤ 4.25% 葡萄糖腹膜透析液一般用于长留腹。

⑥ 因机械性因素导致引流不畅时（如手术因素、导管移位、网膜包裹等），不能以增加高渗腹膜透析液来加强超滤。

⑦ 合理调整透析处方，注意透析液留腹时间对超滤的影响。避免高渗腹膜透析液的不合理使用。

（3）注意事项

① 葡萄糖的腹膜吸收：腹膜透析液中的葡萄糖可经腹膜吸收。使用 1.5%、2.5%、4.25% 腹膜透析液时，每袋腹透液葡萄糖的吸收量分别为 15 ～ 22g、25 ～ 40g、45 ～ 60g。CAPD 患者每日葡萄糖总吸收量为 100 ～ 200g。使用 4.25% 葡萄糖腹膜透析液可显著升高患者的血糖、甘油三酯、胰岛素水平。

② 腹膜透析液的生物相容性：高渗透压、低 pH 值的腹膜透析液可导致腹膜固有细胞损伤。高浓度葡萄糖（特别是 4.25% 高糖腹膜透析液）对腹膜间皮细胞具有直接毒性作用，葡萄糖降解产物（GDPs）和糖基化终末产物（AGEs）的增加，也可引起腹膜纤维化。对于糖尿病、肥胖、代谢综合征、冠心病的腹膜透析患者，葡萄糖透析液不是理想的腹膜透析液。

2. 新型腹膜透析液（艾考糊精腹膜透析液）

（1）组成和特点　以 7.5% 艾考糊精（icodextrin，一种葡聚糖）为渗透剂，pH 为 5～6，渗透压为 284mOsm/L，超滤作用靠胶体渗透压获得。艾考糊精腹膜透析液的组成和特点见表 1-3。

表 1-3　艾考糊精腹膜透析液的组成和特点

缓冲液	渗透液	pH	渗透压 /（mOsm/L）	商品名
乳酸盐 40mmol/L	7.5% 葡萄糖	5.2	284	Extraneal

（2）临床应用　建议每日 1 次，用于长留腹，如 CAPD 夜间留腹，APD 日间留腹。通常用于下列情况：腹膜超滤衰竭患者、高转运或高平均转运者、糖尿病患者、容量负荷过多而超滤不足者。

（3）注意事项　可能干扰某些血糖检测结果；引起麦芽糖和麦芽三糖在体内堆积；麦芽糖或异麦芽糖不耐受者不宜使用；可能引起过敏，少见皮肤剥脱；明确对淀粉衍生物 / 艾考糊精过敏者不宜使用；糖原贮积病患者不宜使用；严重乳酸酸中毒者不宜使用；未解决的腹膜透析导管机械并发症者不宜使用；糖尿病患者腹膜透析时常需增加额外的胰岛素，从葡萄糖腹膜透析液转换为艾考糊精腹膜透析液时需要重新调整胰岛素用量。

3. 氨基酸腹膜透析液

（1）组成和特点　以氨基酸替代葡萄糖作为渗透剂。目前常用 1.1% 的氨基酸腹膜透析液，pH 为 6.6，渗透压 365mOsm/L。氨基酸腹膜透析液的组成和特点见表 1-4。

表 1-4　氨基酸腹膜透析液的组成和特点

缓冲液	渗透液	pH	渗透压 /（mOsm/L）	商品名
乳酸盐 40mmol/L	1.1% 氨基酸	6.6	365	Nutrineal

（2）临床应用

① 用于营养不良的维持性腹膜透析患者（血清白蛋白＜ 35g/L ）。

② 糖尿病患者可酌情考虑使用，以减少葡萄糖的吸收。

（3）注意事项

① 氨基酸腹膜透析液须配合其他腹膜透析液使用，每日可辅助使用 1 次（2L 以内）。

② 由于氨基酸腹膜透析液维持正超滤时间短，不能用于长时间留腹。

③ 因氨基酸腹膜透析液可加重代谢性酸中毒，增加血尿素氮水平，未纠正的酸中毒、严重肝衰竭、高血氨症等情况慎用。

④ 对某（几）种氨基酸成分过敏者不宜使用。

⑤ 氨基酸腹膜透析液可能抑制食欲。

4. 碳酸氢盐腹膜透析液

（1）组成和特点　以碳酸氢盐代替乳酸盐作为缓冲剂。pH 为 7.4，生物相容性良好。

已上市的碳酸氢盐腹膜透析液 Physioneal（Baxter®）的缓冲剂总量为 35mmol/L 或 40mmol/L，由乳酸盐（10mmol/L 或 15mmol/L）和碳酸氢盐（25mmol/L）共同组成，渗透剂仍为葡萄糖。碳酸氢盐腹膜透析液的组成和特点见表 1-5。

表 1-5　碳酸氢盐腹膜透析液的组成和特点

缓冲液	渗透液	pH	渗透压 /（mOsm/L）	商品名
碳酸氢盐 40mmol/L	1.5% 葡萄糖	7.4	344	
	2.5% 葡萄糖	7.4	395	
	4.25% 葡萄糖	7.4	483	
乳酸盐 / 碳酸氢盐 15/25mmol/L	1.5% 葡萄糖	7.4	344	Physioneal
	2.5% 葡萄糖	7.4	395	Physioneal
	4.25% 葡萄糖	7.4	483	Physioneal

（2）临床应用　适用于使用酸性腹膜透析液时有灌注痛和不适的患者。有条件者也可作为常规腹膜透析液使用。

（3）注意事项　①使用时注意按照双袋系统的产品操作说明进行液体混合；②碳酸氢盐不稳定，混合后的腹膜透析液应于 24h 内使用。

5. 生理性钙腹膜透析液

终末期肾病患者由于高磷血症、$1,25(OH)_2D_3$ 缺乏、钙从肠道吸收减少、骨组织对甲状旁腺激素的反应低下等原因，多伴发低钙血症。过去对于终末期肾病的治疗过于强调纠正低钙血症，抑制甲状旁腺激素（PTH）的分泌。为尽可能维持低的 PTH 水平，常常将血清钙维持在高限水平（2.5mmol/L），事实上，高钙腹透液对尿毒症患者的低钙血症和肾性骨病的改善有明显功效。近年来，随着含钙的磷结合剂、活性维生素 D_3 的大量应用，加上长期以来广泛使用高钙腹透液，临床上高钙血症越来越明显。大量使用维生素 D_3 可增加钙的吸收，使血磷升高，最终导致患者血钙、血磷、钙磷乘积升高。临床研究表明，长期腹透和血透患者心血管钙化、组织钙化的危险性显著增高，并导致大量心血管事件的发生，影响了透析患者的长期生存率。因此，近年来，生理性钙腹透液开始进入临床使用。

（1）高钙腹透液的特点　临床常用的高钙腹透液是 1.5mmol/L 和 1.75mmol/L 钙浓度的两种腹透液。传统的标准 CAPD 腹透液含钙离子为 1.75mmol/L，远高于血清游离钙，腹透液净钙的吸收和丢失与钙弥散梯度相关，因此腹透液中的钙通过弥散作用吸收入血。腹透液中约有 30% 的钙不是以游离状态存在的，而是与乳酸螯合在一起，游离钙比螯合钙能更快地通过腹膜。当使用 4.25% 葡萄糖浓度腹透液进行超滤时，透析液中钙的吸收下降，甚至呈负平衡。临床上 CAPD 患者每天用 1.5% 葡萄糖浓度透析液交换 3 次，用 2.5% 葡萄糖浓度透析液交换 1 次，当腹透液钙的浓度为 1.75mmol/L 时，可促进腹膜钙的吸收，并快速使血总钙和游离钙达到正常水平。

目前应用的高钙腹透液的缺点：①纠正低钙血症是暂时的，可致一过性高钙血症；②在应用钙剂/活性维生素 D_3 的患者，不利于防治高钙血症；③升钙而不能充分降磷，使钙磷乘积增加；④上述结果导致异位钙化，尤其是血管钙化。

（2）生理性钙腹透液的临床应用　生理性钙腹透液，即钙浓度为 1.25mmol/L 的腹膜透析液。钙的平衡受胃肠道吸收的影响，对 CAPD 患者观察发现饮食钙的摄取与胃肠吸收有一定关系。如果每天饮食有 720mg 钙被摄取，平均大约有 25mg 钙被胃肠吸收，如采用口服补充碳酸钙来降低磷的吸收，则胃肠钙的吸收明显增加。CAPD患者每天饮食中磷的摄取量为1000mg，按此计算，每天需结合700mg的磷，才能维持磷的平衡，这样每天需补充6.25g的碳酸钙（2500mg钙元素），导致每天平均胃肠吸收约700mg的钙。因此，每天从饮食和碳酸钙中，肠道总吸收钙为725mg，这意味着许多患者存在高钙血症和软组织钙化的危险。而采用含铝的磷酸盐结合剂，则易引起患者铝中毒，有导致骨病和脑病的危险。因此，使用生理性钙腹透液，可以避免高钙血症的危险性。

生理性钙腹透液的临床应用优点：①对大多数透析患者，尤其是高钙血症患者需要生理性钙腹透液，避免钙的正平衡；②低钙腹透液的应用，还可为应用含钙的磷结合剂留有空间，有益于调节钙磷比值；③对于有血管钙化以及高钙磷乘积的患者，使用低钙腹透液更有益。

目前大量的临床研究证实生理性钙腹透液的应用有助于降低高钙血症和异位钙化的发生。从理论上计算，使用1.25mmol/L钙浓度透析液，血游离钙为1.3mmol/L时，将导致每天排出160mg钙，如存在高钙血症，将会排出更多的钙。Hutchison等在一项前瞻性的临床研究中显示，使用1.25mmol/L钙浓度的腹透液，则允许补充更大剂量的碳酸钙，以便能很好地控制血磷，维持血游离钙接近于正常值的上限，抑制甲状旁腺激素分泌，改善骨组织结构。因此，对于临床有高钙血症的患者，应该使用生理性低钙腹透液。对于血钙正常，但是血磷较高而需要使用含钙的磷结合剂，或高PTH需要使用活性维生素D_3治疗的患者，则推荐在用钙剂或活性维生素D_3的同时使用生理性低钙腹透液。但是对于血钙偏低，或需要使用但未用钙剂和活性维生素D_3的透析患者，如无高钙血症则仍可使用高钙腹透液。

6. 低GDPs腹膜透析液

体内、体外的众多研究证实，常规腹透液由于酸性、高渗透压、高乳酸盐和高葡萄糖导致生物不相容性。进一步的研究提示葡萄糖在热消毒和储存的过程中，发生的生物化学反应所产生的降解产物即葡萄糖降解产物（GDPs）也是腹透液生物不相容性的重要因素。目前，检测出来GDPs有D-果糖、甲醛、丙香荚兰醛、脱氧葡糖醛酮、5-HMF。体内、体外研究证实，GDPs对细胞和腹膜组织均有毒性作用，它可抑制腹膜间皮细胞、巨细胞和纤维母细胞的增殖，导致其坏死，影响细胞因子和超氧化离子的合成和释放。因此，探讨和研制新的低GDPs腹透液一直是许多从事腹膜透析学者所追求的目标。目前，这方面的研究成果主要有两方面，一是选用不含葡萄糖的腹透液，二是选用葡萄糖为渗透剂，但在制造和消毒工艺上进行改进。下面详细介绍这方面的内容。

（1）不以葡萄糖为渗透剂的腹透液　由于葡萄糖在加热和储存的过程中可大量产生 GDPs，因此，许多学者试图研究以其他的物质来替代葡萄糖作为渗透剂，这样既可减少葡萄糖的吸收对人体造成的不良影响，又可避免 GDPs 的产生。曾有学者试用山梨醇来替代葡萄糖作为渗透剂，但由于其跨膜吸收水平超过机体对其的代谢能力，这种物质在体内蓄积导致血渗透压增高，易出现意识障碍、抽搐和昏迷。因此，自1973 年以后许多专家不主张在腹透液中使用山梨醇作为渗透剂。果糖与葡萄糖分子量一样，因此具有相同的渗透特性，主要在肝脏进行代谢，不需要胰岛素的参与。但由于其可能更容易产生高甘油三酯血症和引起血的高渗状态，因此果糖作为腹透液的渗透剂并不比葡萄糖优越，而果糖的价格也大大高于葡萄糖。

比较有代表性的临床应用的腹透液有非葡萄糖腹透液、氨基酸腹透液、葡聚糖腹透液（7.5% Icodextrin）。Ueda 用 7.5% Icodextrin 和 1.1%氨基酸腹透液留腹，以标准的 1.36% 葡萄糖腹透液为对照。用高效液相色谱测定一些羰基化合物，如乙二醛、丙酮醛、脱氧葡萄糖酮醛。结果用7.5% Icodextrin 和1.1%氨基酸腹透液的患者总的羰基化合物以及乙二醛、丙酮醛、脱氧葡萄糖酮醛的含量显著低于标准葡萄糖腹透液，Pentosidine和 Carboxymethyl-lysine（CML）合成显著降低，使 AGEs 的形成减少。Martikainen 用葡聚糖（Icodextrin）和氨基酸取代葡萄糖作渗透剂，对 22名 CAPD 患者进行 8 周的临床观察。在观测 8 周的前后测定血清和过夜腹透液的 CRP、CA125、TNF-α、IL-6、sICAM-1 和透明质酸。结果表明葡聚糖腹透液组的 CRP、IL-6、TNF-α 较葡萄糖腹透液组升高，氨基酸腹透液组 CA125、IL-6 较葡萄糖腹透液组升高。结果提示用无糖的腹透液尤其是氨基酸腹透液可能保存腹膜间皮细胞和宿主防御功能，但葡聚糖腹透液和氨基酸腹透液均显示系统性和局部性的炎症激活，尤其是葡聚糖腹透液应引起关注。

此外，大量的临床和实验研究表明，氨基酸腹透液过多使用可能导致酸中毒，并使机体的产氮率升高，葡聚糖尽管不产生 GDPs，但是研究发现葡聚糖在体内可分解代谢成麦芽糖类产物，而这些对机体的影响也不甚清楚。因此它们仍然不能完全替代葡萄糖腹透液作为目前最主要的、应用最广泛的腹透液。

（2）以葡萄糖为渗透剂的腹透液　如上所述，既然葡萄糖作为渗透剂的地位不可动摇，那么就必须在葡萄糖的消毒和制作工艺上下功夫。国外学者和我们的研究均提示，在对比高压热消毒和细菌滤过消毒方法时研究发现，滤过消毒所产生的 GDPs 较热消毒的腹透液明显要低，生物相容性明显好，食欲和营养状态也优于热消毒腹透液。这种消毒法尽管比较可靠，但不被认可，故不能临床应用。

目前，腹透液的标准与静脉输液的标准一样，必须要高压热消毒，因此，科学家又在这方面进行了研究。最新的一些研究提示，通过降低腹透液的 pH 值可以减少腹透液的 GDPs 产生，pH 值在 5.5 时较 7.4 时 GDPs 明显减少，pH 值在 3.2 时 GDPs 最低。传统的葡萄糖腹透液的 pH 值设定为 5.5 就是为了减少腹透液的 GDPs 浓度的人体最大耐受值，但是这种酸性的腹透液导致了患者生物相容性较差，部分患者出现进液时腹痛。新研制的葡萄糖腹透液以一袋二腔或一袋三腔的分装方式，将葡萄糖、电解质和碱性缓冲液分装在 2 个或 3 个独立的腔内，这样可将葡萄糖在很低的 pH 值（3.2）的状态下进行热消毒，GDPs 产生也最低，同时电解质与碱性缓冲液的分开消毒也避免了沉淀现象的发生。由于碱性物质的 pH 值较高（8.6），因此，临床使用时只要将 2 个或 3 个腔之间的连接阀扭断，使二腔或三腔相通，稍加混合就可达到 pH7.4 左右的低 GDPs 的腹透液。

第五节　腹膜透析的优缺点、适应证和禁忌证

一、腹膜透析的优缺点

腹膜透析作为肾衰竭一体化替代治疗的治疗方法之一，有其优缺点。

1. 腹膜透析的优点

（1）利用自身腹膜，生物相容性好。

（2）持续透析，内环境相对稳定，心血管负荷小。

（3）无需血管通路及穿刺，无需使用肝素。

（4）血压、血钾控制好。

（5）中分子物质清除好。

（6）生化指标波动小，不发生透析后综合征。

（7）操作简单易学，时间、地点、活动不受限。

2. 腹膜透析的缺点

（1）腹膜透析清除量有限，超滤慢，有时不能达到预期目标。

（2）每天透析，无休息日。

（3）手术放置腹膜透析导管并需长期携带。

（4）有感染的可能性，易发生腹膜炎。

（5）经透析液丢失蛋白质、氨基酸、维生素。

（6）有高血糖、高血脂的可能性。

（7）可能增加体重，居家卫生要求较高，家中需存放腹膜透析用品。

二、适应证

腹膜透析适用于急、慢性肾衰竭，高容量负荷，水、电解质或酸碱平衡紊乱，肝衰竭，药物和毒物中毒等疾病，并可进行经腹腔给药、补充营养等。

1. 慢性肾衰竭

腹膜透析适用于多种原因所致的慢性肾衰竭治疗。下列情况可优先考虑腹膜透析：

（1）老年人、婴幼儿和儿童。腹膜透析不需要建立血管通路，可避免反复血管穿刺给儿童带来的疼痛、恐惧心理；并且对易合并心血管并发症的老年人心血管功能影响小，简便易行，容易被老年人和儿童接受。

（2）有心脑血管疾病史或心血管状态不稳定，如心绞痛、心肌梗死、心肌病、心律失常、脑血管意外、反复低血压和顽固性高血压等。

（3）血管条件不佳或反复动静脉造瘘失败，如糖尿病患者。

（4）凝血功能障碍伴明显出血或出血倾向，尤其如颅内出血、胃肠道出血、颅内血管瘤等。

（5）尚存较好的残余肾功能。

（6）偏好居家治疗，或需要白天工作、上学者。

（7）交通不便的农村偏远地区患者。

2. 急性肾衰竭或急性肾损伤

（1）一旦诊断成立，若无禁忌证可早期腹膜透析，清除体内代谢废物，纠正水、电解质和酸碱失衡，预防并发症发生，并为后续的药物及营养治疗创造条件。

（2）尤其适用于尚未普及血液透析和持续性肾脏替代治疗（CRRT）的基层医院。

需注意的是，急性肾衰竭多伴有高分解代谢和多器官功能障碍，因此腹膜透析治疗的模式和剂量要进行恰当的选择和调整，保证小分子代谢产物及中分子物质充分清除。

3. 中毒性疾病

对于急性药物和毒物中毒，尤其是有血液透析禁忌证或无条件进行血液透析的患者，可考虑腹膜透析治疗。腹膜透析既能清除毒物，又能清除体内潴留的代谢产物及过多水分。

4. 其他

充血性心力衰竭；急性胰腺炎；肝性脑病、高胆红素血症等肝病的辅助治疗；经腹腔给药和营养支持。

三、禁忌证

1. 绝对禁忌证

（1）慢性持续性或反复发作性腹腔感染或腹腔内肿瘤广泛腹膜转移导致患者腹膜广泛纤维化、粘连，透析面积减少，影响液体在腹腔内的流动，使腹膜的超滤功能减弱或丧失，溶质的转运效能降低。

（2）严重的皮肤病、腹壁广泛感染或腹部大面积烧伤患者无合适部位置入腹膜透析导管。

（3）难以纠正的机械性问题，如外科难以修补的疝、脐突出、腹裂、膀胱外翻等会影响腹膜透析有效性或增加感染的风险。

（4）严重腹膜缺损。

（5）精神障碍又无合适助手的患者。

2. 相对禁忌证

（1）腹腔内有新鲜异物　如腹腔内血管假体术、右室-腹腔短路术后4个月内。

（2）腹部大手术3日内　腹部留置引流管，若进行腹膜透析会增加感染的概率，需在手术后3天或以上才能行腹膜透析治疗。

（3）腹腔有局限性炎性病灶。

（4）炎性或缺血性肠病或反复发作的憩室炎　如行腹膜透析治疗，发生感染的危险性将增大。

（5）肠梗阻　因腹胀致腹腔容积缩小，腹膜透析置管困难，易出现手术相关并发症和透析液引流不畅。

（6）严重的全身性血管病变　多发性血管炎、严重的动脉硬化、硬皮病等患者由于弥漫性的血管病变导致腹膜滤过功能下降。

（7）严重的椎间盘疾病　腹内压增高可加重病情。

（8）晚期妊娠、腹内巨大肿瘤及巨大多囊肾　晚期妊娠、腹内巨大肿瘤及巨大多囊肾患者腹腔容量明显缩小，透析效果欠佳；但如果腹腔有足够交换空间和有效腹膜面积仍可选择腹膜透析。

（9）慢性阻塞性肺气肿　腹膜透析使膈肌抬高影响肺通气，加重患者呼吸困难，且易并发肺部感染。

（10）高分解代谢　小分子代谢产物的生成加速，使常规腹膜透析不能充分清除。如增加透析剂量和交换频率，改变透析模式如用自动化腹膜透析（APD）、潮式腹膜透析（TPD）、连续循环腹膜透析（CCPD）等，也可有效治疗高分解代谢患者。

（11）硬化性腹膜炎。

（12）极度肥胖　尤其是肥胖伴身材矮小的患者常存在置管和透析充分性的问题。

（13）严重营养不良　常存在手术切口愈合和长期蛋白丢失的问题。

（14）其他　不能耐受腹膜透析、不合作或有精神障碍。

第六节　腹膜透析导管置入术

一、腹膜透析导管的要求及类型

（一）腹膜透析导管的基本要求

（1）由无毒的惰性材料制成，可弯曲，质量较稳定，能够长期留置于腹腔，有良好的组织相容性，对机体无刺激。

（2）导管置入及拔除均容易操作。

（3）不易被大网膜包裹，腹膜透析液引流通畅，不容易发生移位、滑脱、漏液、堵塞及诱发感染。

（二）腹膜透析导管的类型和特点

1. 用于急诊腹膜透析治疗的腹膜透析导管

其为直径0.3cm、长25～30cm，带1个涤纶套的导管。操作者可在床边置入，适用于急诊抢救患者。该导管保留时间不宜过长（通常不超过5～7天），以避免发生腹膜炎及导管失功能等。

2. 用于维持性腹膜透析的腹膜透析导管

导管结构包括侧孔、涤纶套和不能透过X线的标记线。腹膜透析导管全长32～42cm，内径0.25～0.30cm，带2个涤纶套。2个涤纶套将导管分为三段，即腹外段（约长10cm）、皮下隧道段（约长7cm）及腹内段（约长15cm）。目前临床常用的腹膜透析导管有以下几种：

（1）Tenckhoff直管　为目前国内外应用最广泛的长期腹膜透析导管。

（2）Tenckhoff卷曲管　腹内段末端卷曲，卷曲段长度为18.5cm。导管末端有多个小孔，便于腹膜透析液流入和流出。

（3）鹅颈式腹膜透析导管　2个涤纶套间弯曲呈U形，导管的腹内段朝盆腔，在无弹性回力的情况下另一端朝向皮肤，出口向下，有利于局部分泌物的引流，并减少腹膜透析导管移位的机会。

二、导管置入术

(一)置管的注意事项

（1）腹膜透析置管应根据患者肥胖程度、腹围、腰带位置、生活习惯及既往手术情况确定切口和隧道出口的位置并做好标记。左右半腹均可，但置管后导管末端应位于膀胱（子宫）直肠窝，此处腹腔大网膜相对较少，又可避开阑尾。

（2）应避开腹壁的大血管，以免引起出血。

（3）导管的深部涤纶套应置入腹壁肌肉层，以确保组织迅速长入。

（4）手术须将腹膜透析导管末端放置到膀胱直肠窝或子宫直肠窝。

（5）应避免隧道出口的方向朝上。

(二)腹膜透析导管体表定位

1. 急诊腹膜透析置管体表定位

采用脐下 2cm 经正中穿刺点。该处没有大血管及肌肉组织，穿刺出血发生率低。缺点为部分患者导管末端难以抵达膀胱直肠窝或子宫直肠窝，易出现导管移位。由于未经过肌肉层，容易并发腹疝。

2. 维持性腹膜透析置管体表定位

通常采用耻骨联合向上 9 ~ 13cm，左侧或右侧旁正中切口。具体定位方法：先确定耻骨联合上缘，再标记出腹正中线，向上 9 ~ 13cm，正中线旁开 2cm 左右，标记出切口位置。

(三)置管术前准备

（1）评估患者，了解患者有无腹膜透析禁忌证。

（2）出凝血功能检查，包括血小板、凝血酶原时间、凝血酶原时间国际标准化比值、活化部分凝血酶原时间、纤维蛋白原等。

（3）与患者及家属谈话，交代手术的过程及可能出现的并发症，争取患者的配合和家属的理解，并签署知情同意书。

（4）注意腹部皮肤（包括脐部）的清洁卫生，术前应备皮。

（5）根据体表定位方法，标记皮肤切口及导管出口位置。

（6）准备腹膜透析导管，通常根据患者身高、腹腔容积大小选择不同规格的腹膜透析导管。儿童因腹腔容积较成人小，需选择腹内段比成人短的儿童腹膜透析导管。

（7）如采用全麻或硬膜外麻醉，术前需禁食8h。置管前嘱患者排尽大、小便，便秘者须做灌肠等通便处理。

（8）术前用药：术前1h预防性使用抗生素，推荐第一代或第二代头孢菌素 $1 \sim 2g$；有高血压者应常规降压治疗；精神过度紧张者可酌情使用镇静药物。

（四）置管方法

腹膜透析导管置入流程（解剖法置管）见图1-4。

1. 解剖法置管

该方法为维持性腹膜透析患者置管的常用方法。该方法确切可靠，

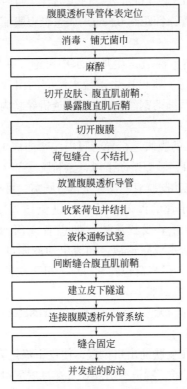

腹膜透析导管体表定位

消毒、铺无菌巾

麻醉

切开皮肤、腹直肌前鞘，暴露腹直肌后鞘

切开腹膜

荷包缝合（不结扎）

放置腹膜透析导管

收紧荷包并结扎

液体通畅试验

间断缝合腹直肌前鞘

建立皮下隧道

连接腹膜透析外管系统

缝合固定

并发症的防治

图 1-4　腹膜透析导管置入流程（解剖法置管）

并发症少，但要求操作者技术娴熟，有一定的外科手术基本功。具体步骤如下：

（1）腹膜透析导管体表定位

（2）按腹部手术常规消毒、铺巾。如估计患者有腹水，可连接吸引器。

（3）用1%利多卡因在皮肤切口处进行局部分层浸润麻醉。部分患者可根据病情选择硬膜外麻醉或全身麻醉。

（4）在标记的皮肤切口处做长3～5cm的皮肤切口，采用钝性与锐性分离相结合的方法，分离皮下脂肪并止血，直达腹直肌前鞘。

（5）在腹直肌前鞘做纵行小切口，剪开2～4cm，酌情再次局部麻醉，钝性分离腹直肌或经腹直肌旁达腹直肌后鞘或腹膜。

（6）提起并切开腹直肌后鞘，暴露腹膜。用血管钳轻轻提起腹膜，在确认未钳夹肠管后，在腹膜上切开0.5cm小孔，用血管钳夹住小孔边缘，在距切口边缘0.5～1.0cm处行荷包缝合，暂时不结扎。荷包缝合时应确认未缝住肠管，针距约0.5cm。如患者腹膜菲薄，可连同腹直肌后鞘一起缝合。

（7）将腹膜透析导管置入生理盐水中浸泡，并轻轻捻压2个涤纶套，让盐水充分浸透。将已用生理盐水湿润的引导金属丝（通常为直径1.5～2mm末端磨圆的钢丝）穿入腹膜透析导管内，导管末端应空出2～3cm的距离。

（8）将内含导丝的腹膜透析导管腹内段弯曲成135°的弧形，导管末端进入腹膜荷包口，顺腹壁向下滑行至膀胱底部，此时患者常诉有便意，表明导管末端已达膀胱直肠窝或子宫直肠窝，可拔出导丝。

（9）助手固定导管的深部涤纶套，以免导管脱出。如患者有腹水，可见腹水沿导管呈线状流出；如患者无腹水可向导管内注入100～200mL生理盐水或腹透液，如流出的液体量大于注入液体量的1/2或引流液呈线状，可将荷包扎紧打结。可再次荷包缝合并在荷包扎紧后重复进行引流通畅试验。

（10）确认导管周围无渗液后清洁伤口，间断缝合腹直肌前鞘，将深部涤纶套埋入腹直肌内。

（11）确定导管在皮肤的出口位置，使皮下涤纶套距出口2～3cm。沿皮下隧道做局部麻醉，隧道针引导导管穿过皮下组织，自上而下呈弧形从皮肤引出，隧道出口方向朝向外下方。连接腹膜透析外接短管，确认无渗血、渗液后，依次缝合皮下组织和皮肤。

2. 腹腔镜法置管

该方法可在直视下将腹膜透析导管末端置于膀胱直肠窝或子宫直肠窝。此法简便、安全、创伤小、恢复快，但该法技术要求较高，需由专科医师实施，可根据具体情况酌情开展。

三、置管术后早期护理

（1）鼓励患者术后早期下床活动，以减少腹膜透析液引流不畅。

（2）术后导管应制动以利于导管出口处的愈合，减少渗漏、功能不良及导管相关感染的发生率。

（3）术后12h可使用第一代或第二代头孢菌素1～2g。

（4）在出口完全愈合之前，应用透气性好的无菌纱布覆盖，通常待伤口拆线时再行清洁换药，但遇渗液、出汗较多、感染或卫生条件不良时，应加强换药。换药应由受过训练的专业人员严格按照无菌要求操作。

四、导管及出口处的护理

（1）进行出口处护理时应戴帽子和口罩，操作前常规洗手。

（2）定期使用生理盐水清洗隧道出口，再用含碘消毒液消毒隧道出口皮肤，最后用无菌纱布覆盖。对于无感染的出口，也可不用生理盐水清洗，但每周至少应消毒1次。

（3）保持导管出口处干燥。

（4）无论在伤口感染期或愈合期均不应行盆浴和游泳。淋浴时应注意保护出口处，淋浴完毕后出口处应及时清洗、消毒。

（5）术后2周内应特别注意导管固定，否则可导致出口处损伤和愈合不良。应使用敷料或胶布固定导管，在进行各项操作时注意不要牵扯导管。

（6）导管及外接短管应紧密连接，避免脱落。

（7）在进行导管及外接短管护理时不可接触剪刀等锐利物品。

（8）外接短管使用6个月必须更换，如有破损或开关失灵时应立即更换。如果患者在家庭透析时出现导管或外接短管损伤或渗液，应嘱其终止透析，夹闭管路，并立即到腹膜透析中心就诊处理。

（9）碘液微型盖（碘伏帽）一次性使用，无需使用消毒剂，不可用碘伏直接消毒短管。

五、拔管指征

（1）溶质清除不足　持续存在的尿素清除指数（Kt/V）或肌酐清除率（Ccr）不达标，如每周总 Kt/V < 1.7 或总 Ccr < 50L/1.73m^2 并有尿毒症症状，通常考虑透析不充分。可退出腹膜透析或在腹膜透析基础上每周增加 1 次血液透析。

（2）腹膜功能衰竭、超滤失败　对于各类腹膜衰竭患者，尤其是腹膜高转运状态、硬化性腹膜炎、腹膜广泛粘连等患者，应退出腹膜透析。

（3）难治性腹膜炎或隧道严重感染　可暂时退出腹膜透析，暂时用血液透析过渡，待炎症控制后可重新置入腹膜透析导管。

（4）真菌性腹膜炎、结核性腹膜炎　应尽早拔除腹膜透析导管，退出腹膜透析，并予以相关治疗。

（5）腹膜透析相关并发症　如腹膜透析后出现胸腹瘘、严重疝气、肠穿孔和涤纶套破损可暂时退出腹膜透析，并发症控制后可重新进行腹膜透析。

（6）腹膜透析技术故障，暂时不能正常透析者　可临时退出腹膜透析，改为血液透析，待技术故障解决后可重新腹膜透析治疗。

（7）血糖难以控制的糖尿病患者。

（8）肾移植或血液透析　已成功接受肾移植或各种原因导致患者选择接受长期血液透析治疗者。

六、拔管后再置入

（1）通常细菌感染控制后 3～4 周，可根据病情考虑重新置管。

（2）无合并腹膜炎的出口感染或隧道感染的患者拔管后可立即置管，但置管位置宜选择原切口对侧。

第二章

腹膜透析的标准化操作规程

第一节　腹膜透析治疗模式

根据患者的腹膜功能、代谢状况，选择合适的透析模式。目前常规使用的腹膜透析方法包括间歇性腹膜透析（intermittent peritoneal dialysis，IPD）、持续非卧床腹膜透析（continuous ambulatory peritoneal dialysis，CAPD）、连续循环腹膜透析（continuous cycling peritoneal dialysis，CCPD）、夜间间歇性腹膜透析（nocturnal intermittent peritoneal dialysis，NIPD）、潮式腹膜透析（tidal peritoneal dialysis，TPD）、持续流动性腹膜透析（continuous flow peritoneal dialysis，CFPD）。其中 IPD、CCPD、NIPD、TPD、CFPD 由腹膜透析机操作时，可以统称为自动化腹膜透析（APD）。

一、间歇性腹膜透析

1. IPD 早期发展

1962 年，Boen 和他的同事发明自动 PD 机器以同时控制腹膜炎和简化维持性腹膜透析。1966 年 Lasker 设计了自动循环，可以提供更短约 30min 留腹时间的腹膜透析循环机，这种透析机操作简单、体积小、可以在家中使用。1969 年，使用反渗水及比例分配系统（proportioning system）以混合治疗用水与透析浓缩液的技术问世，其优点是能够提供大量的透析液而花费相对较低。此外，可以在晚上患者休息时提供治疗，白天患者可以完全自由活动。1970—1976 年，IPD 开始广泛使用，超过 800 个患者使用 IPD 治疗。其优点是便利、自由、操作简单，使得许多患者可以接受家庭治疗的培训。

2. IPD 适应证

（1）IPD 应当仅在有残余肾功能的患者需要进行补充透析时间段应用。

（2）腹腔置管术后新开管的 PD 患者，进行低容量卧位的 PD 治疗，有利于患者置管处伤口的愈合及逐步适应留腹容积的增加。

（3）腹膜功能高转运患者，常规 CAPD 治疗不能达到超滤要求。

（4）CAPD患者并发腹疝、阴囊鞘膜积液、腹膜透析导管周围漏液者，可暂时改作IPD。

（5）有严重水钠潴留、充血性心力衰竭的患者，可采用IPD治疗。

（6）急性肾功能衰竭及某些药物急性中毒患者，无条件做血液透析宜选作IPD。尽管IPD每周清除率小于CAPD，但是由于IPD透析液流率明显大于CAPD，因而对尿素等小分子溶质清除率可达20mL/min，大于CAPD时8mL/min。因此，对于此类患者及新开管的IPD患者，均可使用IPD达到快速清除体内毒素、尽快纠正代谢失衡的目的，一般每天透析8～12个IPD周期，或根据病情决定。

（7）等待肾移植暂时透析的患者可使用。

（8）等待血液透析通路成熟时临时应用。

3. IPD方案

参照血液透析的原理，透析呈间歇进行，常规置入腹膜透析导管后立即开始透析，每个腹膜透析周期灌入透析液约1000mL，留置30～60min后引流透析液，再重复灌入腹膜透析液1000mL，每天交换透析液10～20个周期，每周透析时间不少于36～42h。结束排空透析液，腹腔无透析液。

优点：操作次数少，每周透析时间短，腹膜炎发生率低。

缺点：溶质清除不理想，透析不充分，血液生化指标波动大。

二、持续非卧床腹膜透析

除了在更换透析液的短时间内不能自由活动外，CAPD患者白天可以从事日常工作活动，即所谓非卧床透析；一天24h内，患者腹腔内均留置透析液与血液进行透析交换，即所谓持续性透析。

1. CAPD方案

CAPD是手工操作的持续非卧床腹膜透析方式，国内研究证明CAPD的使用超过38%。我国大多数地区以及大多数欧美国家均采用每日4×2L的CAPD方案。CAPD模式是每个透析期灌入适宜渗透剂浓度的透析液2L，留置一定时间，然后将透析液尽可能全部引流出来，再开始下一腹膜透析周期。目前临床上多使用此模式，每日的透析剂量约为8L，日间进行3次交换，每次2L，每次交换时间为3～5h，夜间交换1

次，夜间留腹时间为 9h。

CAPD 方案可分为 4 类：

（1）标准 CAPD　透析液量 7.5 ～ 9L/d，葡萄糖浓度 1.5% ～ 2%，适用于普通身材患者。

（2）高容量 CAPD　透析液量 7.5 ～ 9L/d，每次 2.5 ～ 3L，适用于高大、白天工作的患者。

（3）大剂量 CAPD　透析液量 > 9L/d，每次 2L，交换 5 次，适用于心血管功能异常、不耐受或疝气患者。

（4）大剂量、高容量 CAPD　透析液量 > 9L/d，每次 2.5 ～ 3L，适用于高大、残余肾功能差、腹膜转运能力低的患者。

2. CAPD 优点

CAPD 透析模式避免了血浆渗透压快速变化和循环血容量减少而引起的肾组织缺血，极大程度上保护残余肾功能。残余肾功能降低可引起体液超负荷，加重慢性全身性炎症反应，增加腹透患者的病死率和并发症发生率。CAPD 透析模式对心血管系统影响小，可对心血管系统起到较好的保护作用。

3. CAPD 透析不充分的原因

（1）透析剂量不足　常见于肥胖、残余肾功能下降、摄食过多、低转运的患者。应根据患者的临床症状、体征、残余肾功能、腹膜平衡试验和体表面积来制订透析剂量，并定期适时增加透析剂量。

（2）透析时间不够　CAPD 患者由于腹膜炎或夜间留腹时负超滤，留腹时间减少，或改作长期 IPD 导致患者透析时间减少。

（3）透析方式不宜　如腹膜炎、高转运患者腹透液留腹时间太长，CAPD 患者改作 IPD、NIPD 等。

（4）残余肾功能的下降　随着残余肾功能的下降，如不相应地增加透析剂量，则总的清除量可能不足。

（5）腹膜转运特性的改变　在腹透初期，透析方案是根据基础腹膜平衡试验（PET）的腹膜转运特性来确定的。长时间透析后，由于腹透液的生物不相容性，腹膜的转运特性也会发生变化。如透析方案一成不变，则容易导致透析不充分。如高转运的患者透析剂量要大，留腹时间要短，低转运患者则留腹时间要长。

（6）患者的体表面积太大　患者的体表面积（BSA）太大是透析不充分的常见原因，尤其是肥胖且个矮的患者或过度肥胖的患者均不适合行腹膜透析。

三、日间非卧床腹膜透析

腹膜溶质转运功能较高并存在容量负荷、心血管功能、血压控制不稳定等问题的患者，通常采用日间非卧床腹膜透析（DAPD）。

DAPD透析剂量同CAPD模式，但透析只在白天进行，夜间排空腹腔。适合于腹膜高运转及超滤不良患者。临床上使用此种模式也较多，每日的透析剂量约为8L，透析只在白天进行，白天交换3～4次，每次交换1.5～2L，每次交换时间为4～6h，交换后排空，夜间腹腔无腹透液，保持干腹状态可有效减少葡萄糖与腹膜接触时间，给腹膜间皮细胞充分的修复时间，有利于恢复腹膜功能。有研究发现，在透析充分的情况下，DAPD对改善患者生活质量，稳定心血管功能具有一定的优越性。

四、自动化腹膜透析

APD模式是目前一项较新的腹膜透析技术，其操作由全自动化腹膜透析机完成。全自动化腹膜透析机近年引入国内，并逐渐被患者接受并广泛使用，它的优点是便捷、操作简单，而且可以在患者晚间休息时间进行腹膜透析，患者白天可自行安排工作、学习和生活，不受腹膜透析治疗的约束，能提高患者的生活质量。目前全球约有55000名患者使用自动化腹膜透析机进行居家治疗，其中欧美国家自动化腹膜透析机使用率超过50%，我国APD使用率仅0.2%。

家庭腹膜透析机在家庭中应用，因而要求操作简单、安全。首先最为重要的是令患者满意，程序应容易理解，操作简单；其次是令医疗工作者满意，可以对透析处方进行个体化调整，并对透析剂量进行记录并记录其依从性；最后是经济合理。随着医疗科技的发展，对透析机提出更高要求，理想透析机不仅提供治疗，而且能获得最佳化治疗方案。

根据腹膜透析执行方法不同，APD分为间歇性腹膜透析（IPD）、连续循环腹膜透析（CCPD）、夜间间歇性腹膜透析（NIPD）、潮式腹膜透析（TPD）等。

1. IPD

内容参照本节前述。

2. CCPD

CCPD 是自动化腹膜透析的主要形式，其方法是在患者入睡前将腹膜透析机连接好，先将腹腔内的透析液引流干净，然后进行交换，每次 2 ～ 3L 透析液，在腹腔内留置 2.5 ～ 3h，最后一袋透析液灌入腹腔后关闭透析机并与机器分离。APD 模式操作简单，每天仅需拆管、接管 1 次，可降低腹膜炎及腹膜透析导管并发症的发生率，但国内相关研究多为透析充分性研究，表明其明显节约人力成本，患者回归社会程度高，但是经济费用高，会给肾功能衰竭患者带来经济负担。

3. NIPD

NIPD 是夜间进行的 IPD（图 2-1）。总的交换时间同为 8 ～ 10h，每次循环 20 ～ 60min，与其他的 IPD 方案一样，NIPD 同样不能提供稳定的生理状态。而且由于相对透析液流速高、需要自动化的装置进行换液操作，NIPD 也更为昂贵。因此，NIPD 主要用于两类患者：高转运（或腹膜通透性增高）伴有超滤量减少的患者；由于 IAP（腹腔内压力）升高，而发生并发症的患者。

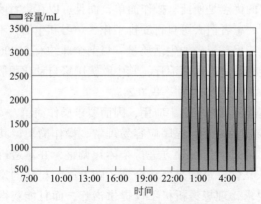

图 2-1　夜间间歇性腹膜透析

优点：预防长程留腹引起的负超滤；改善透析早期的不耐受；小剂量 IPD 的腹腔内压低。

缺点：中、大分子溶质清除稍差；钠的清除稍差。

4. TPD

TPD 首创于 1978 年，作为一种往复式腹膜透析，通过改善腹膜透析液的混合和减少非透析换液的时间，以增加清除率。TPD 开始向腹腔内注入一定量的透析液，留腹一段时间后部分引流透析液，一定的留腹容量（RV）被留于腹腔内直至最终循环（图 2-2）。所谓"潮汐"由一系列注入透析液和引流组成。一些研究认为与 CAPD、CCPD、IPD 比较，其对于小分子溶质清除较好，可提高透析充分性，改善超滤量。

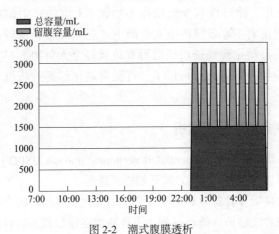

图 2-2　潮式腹膜透析

5. CFPD

CFPD 引起了腹膜透析治疗专家的注意。它使用两条透析导管或一个双腔导管以使透析溶液从其中一条导管持续注入，从另一条导管持续流出（图 2-3）。

其原理主要是：①消除了非透析的换液时间；②受导管流量的限制。

理论上，这一系统若导管设计合理即能提供有效的接近传质系数（mass transfer coefficient, MTC）的腹膜清除率。

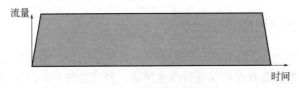

图 2-3　持续流动性腹膜透析

6. 自动化腹膜透析机的适宜人群

（1）对于白天需参加工作或进行其他活动的患者，可使用自动化腹膜透析机进行夜间透析。

（2）对于体型高大或合并机体高分解代谢的患者，身体需要排出更多的代谢产物，宜选择自动化腹膜透析机。

（3）对于腹膜炎发生率高的患者，可使用自动化腹膜透析机以减少因反复操作而引起的感染。

（4）幼儿、神经性病变致动作不协调者（例如卒中偏瘫者、视力严重障碍的患者）等必须在他人帮助下才能完成腹膜透析的患者。该类患者应用自动化腹膜透析机后可有效减轻家人负担，只需要每次帮助患者连接和拆卸管路就可以了，可见自动化腹膜透析机具有明显的优势。

五、紧急开始腹膜透析

紧急开始腹膜透析（urgent-start peritoneal dialysis,USPD），定义为在传统推荐的2～4周磨合期之前开始腹膜透析。

磨合期是指导管置入和常规导管使用之间的时间，磨合期使用的治疗策略使患者能够适应透析过程，患者通常在导管置入后经历2周的腹膜透析磨合期。

治疗最重要的方面是确保在治疗的初始阶段使用尽可能低的滞留量，并在10～14天内逐渐增加。在透析的前20周，建议患者保持严格的仰卧姿势，以最大限度地减少渗漏和其他机械并发症的风险。

第二节　腹膜透析患者术前宣教及培训

一、患者评估

（1）腹透中心医生和专职护士对患者原发疾病、残余肾功能、营养状况、腹膜功能及面积等进行综合评估，制订腹透方案以及改善目前尚存问题。

（2）评估患者文化程度、家庭环境、心理状态、社会支持以及对疾病的认知。

（3）与家庭成员做好沟通，医生应和患者及家属详细说明手术的必要性，交代相关并发症和预防处理措施，取得理解配合。

（4）向患者及家属简述腹透置管手术的过程，并参观腹透培训室，建立良好的医护患合作关系。

（5）控制原有基础病，如高血压、糖尿病等。

二、术前指导

（1）心理指导 做好患者心理疏导工作，消除患者及家属紧张恐惧心理。

（2）透析前进行腹透相关知识（适应证、禁忌证等）说明。

（3）根据患者及家属的需要，使其大致了解透析意义，选择合适的治疗方案。

（4）置管前一天对手术的基本过程和麻醉方式进行讲解、宣教，使其配合手术。

（5）术前皮肤准备 清洁局部皮肤（范围为剑突下至大腿上三分之一处），备皮。

（6）肠道准备 排空大小便，必要时可行导尿或灌肠。

（7）药物准备 遵医嘱使用抗生素。

三、手术安全风险评估

（1）对患者手术耐受能力以及手术风险进行评估。

（2）患者术前准备是否充分，心功能是否能耐受手术时长。

（3）术前需解除患者思想顾虑，手术医生向患者说明手术目的、麻醉方式、手术体位，以及术中可能出现的不适等情况。

（4）术前检查是否完善，检验结果是否适宜手术。

（5）患者心理状态是否影响操作和后期治疗。

（6）既往有无腹壁疝、脐疝、膈疝等。

（7）有无腹腔手术史、腹部肿瘤、腹膜炎等。

（8）其他，如患者或家属是否能够自行腹透操作，家庭环境卫生是否适合行腹膜透析。

四、患者术前准备

（1）麻醉方式　全身麻醉（禁食 8 ～ 12h、禁饮 4 ～ 6h）、局部麻醉。目的是防止麻醉后胃内容物反流吸入肺内而引起肺炎。

（2）训练床上大小便及深呼吸，有效呼吸和适当咳嗽可减少术后并发症的发生。

（3）手术部位术前清洁，备皮。

（4）预防感冒、呼吸道感染等。

（5）手术当天排空膀胱，更换手术服。

（6）签署手术知情和麻醉知情同意书，取得配合。

第三节　腹膜透析患者术后护理及培训

一、术后的早期护理

（1）术后观察　观察患者生命体征，疼痛情况。保持出口和术区外敷料清洁干燥。检查钛接头与短管连接处有无松动，腹膜透析外接短管的盖子应更换碘液微型盖（碘伏帽）。

（2）抗生素的应用　术后 12h 可使用第一代或第二代头孢菌素。

（3）冲洗腹腔　术后给予 1.5% 腹透液小剂量行腹腔冲洗，注意灌注速度，观察引流速度、引流液的颜色、引流量。

（4）饮食　给予清淡易消化饮食。保持大小便通畅，如遇便秘适当给予缓泻剂通便。

（5）活动　鼓励患者术后早期下床活动，以免腹膜透析引流不畅。但前两天活动量不宜过多，逐步增加活动量。

（6）导管出口　术后导管出口用透气性好的无菌纱布覆盖。导管制动并妥善固定，避免牵拉，以利于导管出口的愈合，减少渗漏、导管功能不良及出口感染的发生率。每三日换药一次，不需要频繁换药。如有渗血、渗液应及时更换。早期出口换药应由医务人员严格按无菌要求操作。

二、术后患者培训

由于腹膜透析多为居家治疗，操作者一般是患者、家属或其他非医务人员，因此对腹透患者术后进行规范的培训和指导是预防腹膜透析相关感染的关键措施之一。培训团队要由医生、护士、营养师和其他辅助人员共同组成。培训计划需要由专业知识丰富又有责任心的腹膜透析专职医生和护士一起制订，由腹膜透析专职护士承担患者的培训。同时要有合适的培训场所和丰富生动的宣传资料。可以通过对患者及家属进行面对面集中授课、视频宣教、配备模拟真人的培训模具及发放健康教育手册等几种方式来进行宣教和培训。

（1）了解患者的家庭状况，取得家属的支持，至少1位家属或者陪护人员陪同参与培训。家属参与培训可提高居家腹膜透析的质量。

（2）建立腹透患者档案（详见第五章第一节）。

（3）拟定"患者居家腹透用品清单"，指导购买居家腹透用品；发放《腹透居家指导》《居家腹透日记本》等腹透手册，指导居家腹透准备的事宜。

（4）培训前拟定《腹透培训路径计划表》，便于腹透专职护士之间按计划进行培训。培训内容见表2-1。

表2-1 腹透培训路径计划表

培训计划	培训内容	培训时间	患者/家属签字	培训护士签字
第一天	指导居家腹透准备			
第二天	操作培训与陪练			
	按标准洗手、戴口罩			
	腹透液的准备			
	换液操作			
	透出液的检查			
	超滤量的计算			
	异常情况的处理			
第三天	腹透饮食指导			
	液体平衡的管理			
	腹透日记本记录			
	腹膜炎的症状及处理			
第四天	导管的维护			
	出口换药护理			

培训计划	培训内容	培训时间	患者/家属签字	培训护士签字
第五天	患者考核			
	用药指导			
	标本留取			
	相关物品订购及储存			

（一）居家腹透准备

1. 环境准备

家中准备一个清洁的相对独立的地方作为专用透析场所。需要的场所并不大，可以是一个单独的小房间，或者分隔出一块 $3m^2$ 左右的空间来作为固定的换液区域，需要放置一个凳子和一张小桌子来摆放腹透物品，需要一个悬挂腹透液的挂钩。要避免灰尘大或潮湿的地方用作换液场所。当外出旅行和探亲访友的时候，也应找一个清洁的、相对独立安静的地方进行换液。

腹透换液的地方应满足以下条件：

（1）透析操作的地方应保持清洁干燥和光线充足，如果自然光源不足应增加人工光源。

（2）透析场所用紫外线灯每天进行空气消毒，每次 35 ～ 40min（30W 紫外线灯管可消毒 15 ～ $20m^2$ 的空间）。消毒时不能进行腹透操作，避免灼伤眼睛及皮肤。

（3）透析房间应每日早晚开窗通风，使用的桌面、地面用配置好的消毒液擦拭。

（4）操作时关闭门窗，关空调或电风扇，防止尘埃飞扬。

（5）建议家里不养宠物，不允许猫、狗等动物进入透析场所，禁止操作时动物在周围活动。

2. 居家腹透用品准备

（1）所需的换液操作物品有腹膜透析液、碘液微型盖（碘伏帽）、医用导管夹。

（2）居家腹透必备的其他物品见表 2-2。

表 2-2　居家腹透用品清单

序号	名称	用途
1	紫外线灯	房间空气消毒
2	酒精	紫外线灯除尘
3	恒温箱	加热腹透液
4	台秤	腹透液称重
5	体重秤	称体重
6	量杯	计算尿量
7	血压计	测量血压
8	挂钩或输液架	悬挂腹透液
9	口罩、清洁盒子	腹透操作用
10	洗手液、手消毒剂、一次性纸巾	清洁、消毒手
11	84 消毒液	家具、地面消毒
12	肛袋	洗澡保护用
13	血糖仪（糖尿病患者需备）	测量血糖
14	纱布、棉签、胶布、碘伏	出口换药用
15	腹透专用腹带	放置腹膜透析导管

3. 腹透液的准备

（1）加温腹透液　①无论哪个季节都需要使用加温后的腹透液；②使用干热法加热，一般使用恒温箱加温，可以很好地控制加热温度；③加热至接近体温的 37℃左右，过冷或过热均可导致腹部不适或腹痛；④加热的时候切勿撕开外包装。

（2）避免使用开水浸泡、微波炉加热等方法来加热腹透液，由于加热不均匀及温度无法控制，容易引起腹膜烫伤，导致腹膜功能受损，甚至引起腹膜炎。

（3）避免使用未加热的腹透液，可能导致寒战、腹痛、腹泻。

（4）如遇家中突然断电等情况，可用热水袋来保温腹透液。

（二）换液操作培训

以下是双联系统腹透液的操作事项：

1. 腹透操作用品

加热好的腹透液、碘液微型盖（碘伏帽）、医用导管夹 2 个、台秤、笔、腹透日记本等。

2. 操作步骤

（1）洗手、戴口罩　按七步洗手法，先用流动水和洗手液洗净双手，再用纸巾擦干。正确佩戴口罩，口罩应遮住口鼻。

（2）检查　①先检查腹透液的有效期、浓度、温度；②再打开腹透液的外包装，挤压有液体的袋子，检查有无渗漏；③查看袋内的液体有无浑浊、沉淀物；④检查双联系统拉环有无脱落，可折断柄口是否完好，管路中及废液袋内是否有液体。排除这些情况后方可进行下一步。

（3）操作流程　"连接→引流→排气→灌注→分离"（见第二章第四节）。操作过程严格遵循无菌操作原则。操作中需注意的三个无菌点：短管接口、腹透液的连接口、碘液微型盖边缘及内侧。

（4）检查透出液的性状　正常透出液为清亮、淡黄的液体，偶尔有少量白色似线条状物为纤维蛋白，属正常现象。（检查方法：如将透出液搁置于有文字或图案的纸张上面，检查透出液是否清亮。）

（5）透出液称重，计算超滤量，并记录于腹透日记本中。方法如下：

$$腹透超滤量 = 本次引流量 - 前一次灌入量$$

通常计算的是净超滤量，即除去外包装重量后的超滤量。

（6）处理废液　剪开引流袋，把废液倒进厕所马桶里或卫生间下水道，用水冲去，废液袋扔进垃圾桶，小心不要让液体四处飞溅。如果有肝炎或其他传染性疾病，冲马桶前应该用漂白粉浸泡一下。

3. 换液注意事项

（1）每次换液前都必须洗手、戴口罩，这一点非常重要。勤剪指甲，洗手能有效减少手部的细菌，是防止感染的重要措施。

（2）避免操作时打扫卫生，抖动被子、衣物等，避免他人在周围走动及边操作边与人交谈，在操作过程中不使用手机。

（3）腹透液和碘液微型盖均为一次性无菌物品，禁止重复使用，否则可能导致腹腔感染。

4. 换液过程中异常情况的处理

（1）操作失误的处理　操作过程中如污染了腹透液双联系统接头，应重新更换一袋新的透析液；如污染了腹膜透析外接短管的接头，立即换上一个新的碘液微型盖，可与透析中心护士联系，到医院更换新的腹膜透析外接短管。

（2）如遇灌入困难　先检查导管夹和短管旋钮是否打开，管路有无折叠、受压。排除这些因素如果还是灌入困难，有可能是纤维条索堵塞导管、网膜包裹等原因，表现为灌入、引流双向困难。切勿自行处理，应及时联系腹透医生和护士。

（3）如遇引流困难　①先检查管路有无折叠、扭曲。②最近几日有无排大便，如有便秘应在医生指导下服用缓泻剂。③可能为"腹膜透析导管移位"，试试更换体位，或站立做踮脚运动观察有无改善。应避免一些易引起导管移位、导致腹部压力增高的因素，如剧烈咳嗽、久蹲、抱孩子等。如无改善应及时就诊。④若没有前面这些原因，引流时间过长（超过半小时）先记录下来，如果连续几次都没有改善，请及时联系腹透医生和护士。

（4）如发现透出液浑浊　应该保留浑浊的透析液并及时告知腹透中心，并及时到腹透中心就诊。

（三）合理饮食指导与液体平衡的管理

1. 合理饮食指导

合理饮食对于腹膜透析既是保证营养的基础，又可以保持较好的身心状态，提高腹膜透析质量。饮食原则：给予营养丰富的优质蛋白质饮食，限制高磷、脂肪含量高的食物。

（1）能多吃的食物

① 富含优质蛋白的食物：蛋白质缺乏会导致消瘦、乏力、抵抗力下降、水肿等。每次腹透液交换都会丢失一定量的蛋白质，所以每天必须吃适量的蛋白质来补充所丢失的部分。为了补充产生蛋白所需要的氨基酸，应选择多吃优质的动物蛋白，如鸡蛋、瘦肉、鱼肉、鸡肉、鸭肉等。

② 富含维生素和粗纤维素的食物：如新鲜绿色蔬菜、水果、全麦面包、高纤维麦片等。粗纤维的食物可以防止便秘，而便秘会导致腹膜透析液引流不畅，严重便秘甚至会引起腹腔感染。

（2）应少吃的食物

① 高磷食物：为什么要限制磷高的食物？磷来源于食物，摄入的磷

主要通过肾脏来排泄。尿毒症患者磷代谢能力下降，摄入过多的高磷食物会导致身体中的磷堆积，血磷升高，继而导致一系列的并发症。表现为皮肤瘙痒、低钙性手足抽搐、骨质疏松、易骨折、甲状旁腺激素水平升高、胃肠功能紊乱和心律失常等。

食物中的磷含量各不相同，大部分天然食物中的磷含量较低，加工食品中的磷含量高，尤其是食品添加剂和防腐剂中的磷，摄入后几乎可以被机体全部吸收。应尽量避免的高磷食物：坚果类如瓜子、松子、开心果等；豆类如黄豆、黑豆、蚕豆、豆皮等；海产品如海鱼、虾、扇贝等；肉类如野味、狗肉；干制食品如干莲子、香菇、银耳、笋干、鱿鱼干、虾米等；菌菇类如口蘑、冬菇等；加工食品如芝麻酱、鱼罐头、牛肉干、话梅、饮料、咖啡、浓茶、奶酪、奶粉等。

选择合适的烹饪方法：比如鸡蛋是比较好的优质蛋白食物，但是蛋黄含磷高，可以选择弃蛋黄只吃蛋白。另外加工方式不同食物中的磷含量也不同，一些食物在烹饪时通过水煮的方式还可以去掉一部分的磷，比如瘦肉用开水焯水后再烹饪可以减少部分的磷。炖肉汤时选择吃肉，少喝汤，因为大部分的磷会存在于汤中。

② 高热量、高脂肪食物：控制热量的摄入，因腹膜透析液中的葡萄糖也会带来大量的热量，碳水化合物摄入过多会导致体重增加，特别是糖尿病的腹透患者，还会使血糖升高。碳水化合物大多来自米饭、面条、面包、馒头等主食，或含糖的甜食和淀粉类。如果体重增长过多就要控制这些食物，避免体重过重，继而加重透析负担。

油脂和高胆固醇食物摄入过多，造成甘油三酯、总胆固醇增高，促使动脉硬化，是心脑血管病的罪魁祸首。烹调用油量控制在25g/d。家中食用油选择橄榄油、菜籽油等，避免食用猪油。减少高胆固醇食物的摄入，如动物内脏、肥肉、黄油、炸薯条、坚果、人造奶油、冰激凌、巧克力、鸡皮、鸭皮、蛋黄等。另外，改变烹饪方式也很重要。烹饪时尽量采用蒸、煮的方法，减少"炒、炸"的频率。避免吃油炸、烧烤食品，尽量不吃外卖食品，减少外出就餐。

（3）根据检查指标控制钾的摄入　正常血钾的范围在 $3.5 \sim 5.5$mmol/L，血钾高或低对身体都有一定的风险。①高钾会导致心跳无力、心律失常，严重时可导致心搏骤停猝死。钾主要通过食物摄入，经由肾脏代谢，尿毒症患者肾脏排钾困难，主要通过透析来代谢，当摄入过多的高钾食物就容易引起血钾升高。应尽量避免的高钾食物，如干蘑菇、银耳、茶树菇、山楂条、桂圆干、葡萄干、腐竹、黄豆、黑豆、口蘑、坚果类等。②低钾会出现下肢无力、食欲不振、腹胀，甚至心律失常等。当长期严格限制含钾的食物，或者食物摄入不足可能出现血钾偏低，应注意补充一些含钾的食物，如鲜枣、香蕉、橘子、西红柿、马铃薯等。

（4）每天膳食结构推荐

① 油 25g，盐 3g。

② 主食 200 ～ 250g：米饭、粉条、面条、藕粉、馒头、红薯等。

③ 蔬菜、水果类 300 ～ 400g：蔬菜如白菜、萝卜、西红柿、南瓜、黄瓜、青椒等；适量水果如苹果、梨、猕猴桃等。

④ 蛋 1 个（50g）。

⑤ 牛奶 200mL：选择低脂纯牛奶，不喝磷含量高的奶粉和酸奶。

⑥ 肉类 100 ～ 150g：以磷偏低的食物为主。选择猪肉、牛肉、鸡肉、鸭肉、草鱼、鲫鱼等。

2. 液体平衡的管理

容量平衡是维持患者液体摄入和清除的平衡，避免出现水钠潴留或脱水状态。容量平衡的控制是影响腹透成败的关键。正常情况下，肾脏就像一个平衡调节器，喝水多了肾脏排出的尿液就多，喝水少了、出汗多了，肾脏排出的尿液就少一些。肾功能衰竭后，这个平衡调节器坏了，就需要人为来调节和控制了。所以准确计算每天进出身体的液体量非常重要。

（1）怎么发现身体内的液体过多或过少？

① 每天称体重，记录并比较。一般在早晨空腹排空大小便时称重，并减去灌入的腹透液和衣服的重量。如果体重近期突然增加了，并出现颜面部水肿、双下肢肿，甚至活动时胸闷、气紧，夜间不能平卧等，这些症状都说明身体的液体过多了。液体过多还会使血压升高。身体内的水分过多，血管里的液体也就越多，这会使血压升高。测量血压应避免在饱餐、运动时，应固定时间、固定肢体测量。当然血压升高不一定都是由身体液体过多引起的，如未按时服降压药、情绪激动、睡眠不好、摄入过多的盐也会引起血压升高。如果体重在短期内增加的同时血压也

明显升高，需要及时咨询腹透医生。

② 食欲正常的情况下，如果出现了体重下降、头晕、口渴、血压下降的情况，那就说明身体的液体太少了。摄入食物过少、呕吐或腹泻等情况容易引起身体液体过少，也称容量不足。容量不足是有危险的，应立即就诊并与医护人员联系，及时纠正容量不足的状态。

（2）水肿怎么办？出现了不正常的情况要及时请教腹透医生和护士，通过限制饮水量和调整腹透治疗方案等来解决问题。

① 限制饮水量。饮水不光指喝的水，还包括食物中的水分，如牛奶、肉汤、面条、粥、水果等，这些食物如同饮料一样会增加液体摄入量。当身体水肿时也应限制这类饮食物。

② 根据腹透医生的建议使用超滤效果好的腹膜透析液。透析液的浓度越高，渗透压越大，超滤的作用越好，排出身体的液体量就越多。如使用 2.5% 腹透液排出多余液体的作用就大于 1.5% 腹透液。

③ 限制盐的摄入，避免含钠高的食物。为什么要控制钠盐的摄入呢？当钠盐摄入过多时，常常引起口渴，多饮水。当过多的水分在身体组织间隙积聚，便会引起水肿；血钠升高进而又加重水分在身体里潴留，导致过多的液体在血管内积聚，引起血压升高；当血管内液体过多时，还会导致心脏负担加重，出现活动时胸闷、气紧，甚至夜间不能平卧。

如何控制盐的摄入呢？建议食盐摄入量控制在 3～6g/d，高血压、严重水肿患者食盐摄入量 < 3g/d。首先减少家庭烹饪用的盐量，可以将 3～6g 盐的量按 1 : 2 : 3 分配到一日三餐当中去，用标准盐勺来计算盐量，可以比较精准地控制食盐摄入。除此之外，盐的成分主要是钠，在一些加工食品中也隐含许多的钠盐。一些高钠食物如瓜子、开心果、饼干、方便面、话梅、火腿、腐乳；腌制的食物如咸菜、咸鸭蛋、盐水鸭、香肠、腊肉等。在一些调味品当中也隐含钠盐，应限制一些含钠高的调味品如生抽、蚝油、味精、鸡精、豆瓣酱等。家庭烹饪时可以将调味品换成花椒、蒜、生姜、香菜等来调整食物的口味。

④ 应按时按量地完成腹透，保证换液次数和最佳留腹时间。不能因为旅行、走亲访友等自行减少腹透次数或擅自停止腹透。

（3）怎么计算出入液量？身体无特殊情况下如呕吐、腹泻、大量出汗，可以通过以下方法计算：每日摄入液体总量（mL）= 前一天尿量 +

腹透超滤量 +500mL。

（4）腹透日记本记录

① 定期测量并记录血压、体重、尿量和腹透超滤量。透出液称重并记录是一项非常重要的工作，它是反映腹膜透析情况的依据之一。每个人的腹膜特点都不一样，所以引流出的液体超滤量各不相同。每次做腹透都要记录腹透液的浓度、换液时间、引流量，并计算出每天的超滤量。

② 出现的问题也要记录在腹透日记本里，并咨询腹透医生和护士。有时医生需要通过腹透日记本来调整腹透治疗方案，所以需认真并坚持填写。

（四）腹膜炎的症状及处理

记住腹膜炎的三个症状：透出液浑浊、腹痛、发热。一旦发生上述中的症状应立即打电话给腹透中心，保留浑浊的透析液及时到医院就医。记住腹膜炎未经治疗，不会自行痊愈。腹膜炎持久不愈或反复发作可导致腹膜变厚变硬，最终无法行腹透而拔管。

腹膜炎的处理详见第三章第九节"居家腹膜透析相关感染并发症的处理"。

（五）导管的维护及出口的护理

腹膜透析导管是腹透液进出腹腔的通道，是腹透患者的生命线。与它相连接的那根带开关的管道称为"外接短管"。我们将这根导管从肚脐旁皮肤钻出来的地方称为"导管出口"，简称"出口"。在出口上方用手可以触摸到一段弯曲的管子，它是腹膜透析导管在腹壁经过的一个通道，称为"隧道"。

1. 导管的维护及意外情况的处理

（1）导管的维护

① 穿宽松衣裤，在进行各种操作及穿脱衣物的时候注意不要牵拉导管，以免引起出口愈合不良、出口感染。早期出口应使用敷料覆盖。导管及外接短管应紧密连接，避免脱落。

② 在进行出口护理时不使用剪刀等锐利物品，否则将有可能导致腹

腔感染、导管破损、导管断裂无法修复，必须重新置管。

③ 切勿使用碘伏、酒精及含酒精成分的溶液涂擦导管，不使用润肤乳及爽身粉抹出口。

④ 外接短管每使用 6 个月必须更换一次。如有开关失灵、破损、污染，应暂停腹透操作，及时去医院更换新的外接短管。

⑤ 术后 2 周内勿洗澡。拆线后方可洗澡，洗澡时注意保护出口处，不可让出口和导管泡在水中。选择淋浴，避免盆浴、游泳和泡温泉。

⑥ 适当地活动，如进行简单的家务活动。锻炼身体可选择散步、慢跑、打太极拳等方式。避免剧烈的特别是增加腹部压力的运动。

（2）意外情况的处理 如遇腹膜透析导管破裂、外接短管脱落等情况，立即用导管夹夹住靠近腹部端导管，用无菌纱布包裹破裂、脱落的地方。切勿自行拧紧脱落的地方继续腹透，应立即回医院处理。

2. 出口护理

出口护理也即为"出口换药护理"。不管是患者自己还是家属换药，都应接受培训方可单独操作。出口护理的意义在于减少皮肤上的细菌滋生，预防出口和隧道感染，防止腹膜炎的发生。出口每三日换药一次。夏日出汗多，出口感染时应加强换药。洗澡时应使用肛袋做好出口及导管的保护措施，每次洗澡后及时出口换药。

（1）用物准备 无菌纱布 2 块（8cm×8cm）、0.5% 碘伏溶液、医用棉签、医用胶布。

（2）操作步骤

① 洗手、戴口罩：洗手和戴口罩是帮助预防感染的重要环节。

② 自己换药时可以坐着，家属帮换药时可以坐着也可以躺着。

③ 评估出口：揭开旧纱布，检查出口皮肤有无红肿、肉芽组织生长、渗液、脓性分泌物，按压出口周围有无疼痛。如有痂皮，不可强行剥脱，可用无菌生理盐水软化后再去除。评估出口能趁早发现和处理出口感染的问题。特别是隧道感染较隐匿，通过每次换药前评估出口帮助及时发现问题，预防出口感染的发生。

④ 评估完使用手消毒剂再次消毒双手。用沾了碘伏液的棉签以出口中心向外环形擦拭皮肤 3 遍，待干或用干棉签擦去皮肤上多余的碘伏液。注意避免消毒液流入隧道里面，影响出口愈合。

⑤ 用新的纱布覆盖出口并用胶布固定，同时导管也需要用胶布固定好，最后用腹带放置好导管。

出口应保持清洁干燥，早期一定要坚持使用无菌纱布覆盖。特别是糖尿病患者，伤口愈合较慢。出口感染尤其是隧道炎容易引起腹膜炎，甚至拔管。出口如有红肿、疼痛、硬节、肉芽组织生长、脓性分泌物等出口感染的情况应及时告知腹透医生和护士，根据腹透医生的建议使用抗生素及药膏。

（六）考核及随访指导

1. 考核

培训结束后应进行考核，包括理论考核和操作考核。通过现场提问、理论考核试卷、现场腹透换液操作等方式，了解患者是否掌握培训内容，操作是否规范。如培训一个周期仍不合格，应针对问题再培训，反复加强。

2. 用药指导

了解使用的药物，包括降压药、钙磷结合剂、铁剂、促红细胞生成素等。

3. 相关物品的订购和储存

（1）腹膜透析液　每日可能需要 3～5 袋，每月约 90～150 袋。为一次性无菌物品，需要去医院订购，不能网购。订购腹透液应比实际用量多一周的量，每次在家里还剩大概一周左右的用量时应提前订购，此为"安全储备"，以防止各种原因导致的送货延误。

（2）碘液微型盖（碘伏帽）　为一次性无菌物品，每次换液需要更换一个。每日需 3～5 个，每月约 90～150 个。需要去医院或药店购买，不能网购。

（3）医用导管夹　准备 2 个以上，可重复使用，损坏再更换。

（4）腹透液应囤放在家中阴凉干燥的地方，避免阳光直射，用架子隔空支起，距离地面 15～20cm，堆放高度以不超过 5 层为宜。

4. 随访指导

首次门诊随访应在出院 1 个月后，告知患者下次门诊随访时间。指导留取 24h 腹透液和 24h 尿液标本，复查的头一天晚上需用 2.5% 腹透液留腹 8 ～ 12h，复查当天早上在家不做腹透，来腹透中心行 Kt/V 和 PET（参见第三章第二、三节）。

第四节　腹膜透析操作

　　将一定量腹膜透析液灌入腹腔内，停留一段时间后，又部分或全部引流出腹腔的过程，称为一个腹膜透析周期。每个腹膜透析周期包括入液（流入）期、停留弥散（留腹）期和引流（流出）期。腹膜透析是一项操作性很强的治疗，规范化、标准化的操作是腹膜透析操作的基础，不仅能有效地预防腹膜炎等腹膜透析相关并发症的发生，同时也为调整腹膜透析方案及用药等治疗提供了指导依据。

一、操作方法及步骤

（一）准备

1. 环境准备

　　（1）环境清洁、干燥、避风、光线良好。

　　（2）周围无宠物，减少人员走动，避免拉动窗帘，抖动衣物，减少空气中细菌及粉尘流动。

　　（3）关门、关窗、关电风扇、关空调，远离通风口。

　　（4）紫外线灯消毒房间每日 2 次，操作前消毒，消毒时禁止入内，避免灼伤眼睛及皮肤（用 30W 紫外线灯管消毒 15 ～ 20m² 的房间，每周用酒精擦拭紫外线灯管灰尘一次，每隔 1.5 年灯管要进行更换）。

　　（5）每日用稀释后的 84 消毒液清洁桌面地面 2 次（配置方法：84 消毒液与水的比例为 1 : 150，用温水或者冷水配置）。

　　腹透操作间见图 2-4。

2. 患者准备

　　长头发的患者需将头发固定好，修剪指甲，流动水洗手（七步洗手法）、戴口罩（图 2-5）。

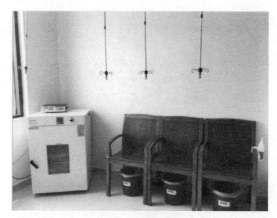

图 2-4　腹透操作间

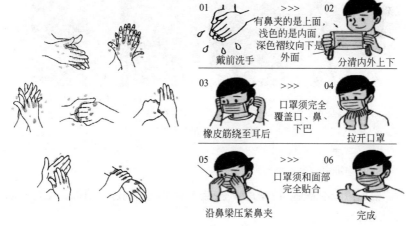

图 2-5　七步洗手法洗手、戴口罩

3. 用物准备

透析液、碘液微型盖 2 个、2 个医用导管夹、台秤、输液架（或挂钩）、腹透日记本、笔、免洗手消毒液、装腹透液的桶或盆等。

部分腹透用物见图 2-6。

4. 透析液检查

检查外包装有无破损及杂质，挤压检查透析袋有无渗漏，查看透析液有效期、浓度以及温度（图 2-7）。

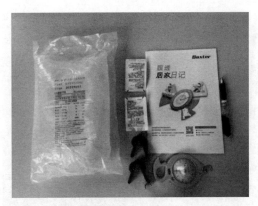

图 2-6　腹透用物

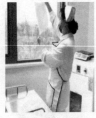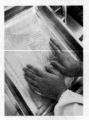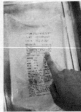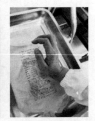

(a) 检查外包装
有无破损及杂质　　(b) 挤压检查透析
液有无渗漏　　(c) 查看透析液
有效期、浓度　　(d) 查看透析液温度

图 2-7　透析液检查

5. 药物准备

根据医嘱准备适当的药物，按照无菌要求原则进行消毒、配置并添加到透析液中。

（二）组成与连接

组成与连接见图 2-8。

（1）洗手，将透析液悬挂好，检查管路，取出连接腹膜透析导管的外接短管，确认外接短管上的旋钮已关紧。

（2）用快速手消毒剂洗手，一手握住腹膜透析外接短管，一手握住双联系统"Y"形管。

（3）移去"Y"形管主干接头上的防护罩，打开外接短管接头上的碘液微型盖，将"Y"形管主干与外接短管连接。

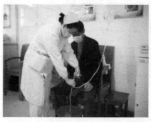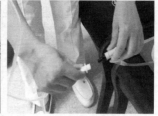

图 2-8　腹膜透析外接短管与"Y"形管连接

（三）换液过程

换液过程见图 2-9。

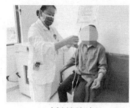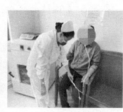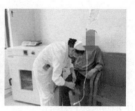

(a) 折断阀门杆　　　　(b) 排气、灌注　　　　(c) 分离、盖帽

图 2-9　换液过程

（1）引流　打开外接短管上的开关，引流患者腹腔内的液体进入引流袋，引流完毕后关闭外接短管上的开关。

（2）排气　确认腹膜透析外接短管的开关已闭合，夹闭与新透析液袋相连的"Y"形管分支，折断透析液袋输液管内的易折阀门杆，打开与透析液袋相连的"Y"形管分支上的管夹，进行灌入前冲洗，冲洗时间约为 5s，冲洗液 30～50mL 被引入引流液袋。

（3）灌注　检查入液管路完全没有气泡，打开外接短管开关使透析液进入腹腔，灌注结束关闭外接短管开关，用另一个医用导管夹夹住入液管路。

（4）分离、盖帽　检查碘液微型盖外包装完整性及有效期后撕开放一边备用，外接短管口朝下"Y"形管主干末端接头与外接短管接头分离，取出碘液微型盖（检查盖上有无碘伏），将碘液微型盖与外接短管接口旋紧。

（5）记录　观察引流袋内引流液情况，称重并记录后弃去。

换液操作流程见图 2-10。

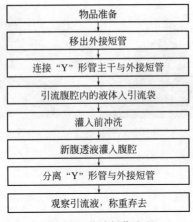

图 2-10　换液操作流程

二、注意事项

（1）腹膜透析换液操作时，环境要清洁、光线充足，定期打扫卫生并定期空气消毒。

（2）腹透液温度为37℃，与身体体温接近。

（3）应注意检查透析导管与外接短管之间的紧密连接，避免脱落及腹腔外管路扭曲。

（4）每次操作前需仔细检查管路有无破损，发现有破损时应立即进行更换。

（5）注意腹膜透析导管保护，进行换液操作时应避免牵拉摆动腹膜透析导管。

（6）腹膜透析管路应避免接触剪刀等尖锐物品以及酒精。

（7）在进行腹膜透析操作时应严格遵守无菌操作，避免各连接接头污染。

（8）碘液微型盖是一次性使用物品，避免重复利用，一经取下则需更换新的碘液微型盖，并在使用前务必检查是否有碘伏液浸润。

（9）腹膜透析外接短管每6个月需更换1次，如有破损、污染或开关失灵等应立即更换。

（10）腹透液保存应单独存放于正常室温、干净、通风、干燥的地方，避免阳光直晒。

第五节 自动化腹膜透析操作

自动化腹膜透析（APD）是一项近年来飞速发展的腹膜透析技术，是一种采用自动化腹膜透析机进行腹膜透析换液的腹膜透析模式。它的优点是方便、容易操作且能使患者生活质量提高。

一、操作方法及步骤

（一）治疗准备

1. 环境准备

保持环境清洁、干燥、避风，保持光线良好，用紫外线灯消毒腹透操作间，用消毒液擦拭桌面及地面，将 APD 机放置于清洁台面或治疗车上，备好电源插头。

2. 物品准备

自动化腹膜透析机、自动化腹膜透析机管路、腹膜透析液、废液桶、碘液微型盖、免洗手消毒液、腹膜透析日记本等。

3. 自动化腹膜透析机准备

将机器放置在坚固、平稳、清洁的车架或桌面上，防止机器掉落。非重力型 APD 机应与平躺在床上的高度接近一致；如需降低引流速度可将机器放高约 20cm，如需增加引流速度则可将机器放低约 20cm，不建议高差超过 30cm。重力型 APD 机放置腹透液的车架高度相对固定，床高度通常为 40～60cm，若需增加引流速度，可提高治疗床高度，反之降低。

4. 腹透液准备

检查透析液的有效期、浓度、剂量、外包装有无破损、有无渗漏及杂质、拉环及注射孔是否完整，将检查好的腹透液拆开包装放置于加热板上，透析液需盖过温度感测钮。

（二）上机操作

（1）启动机器及装置管路（见图 2-11）。

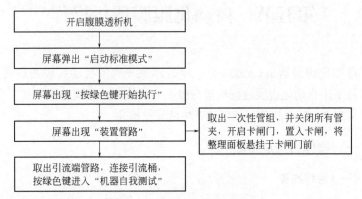

图 2-11　启动机器及装置管路

（2）连接透析液及排气（见图 2-12）。

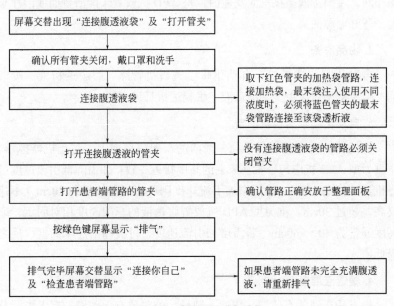

图 2-12　连接透析液及排气

（3）连接患者端管路（见图 2-13）。

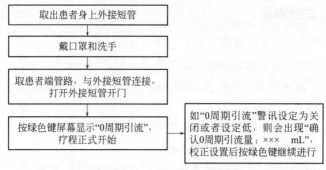

图 2-13　连接患者端管路

（4）结束治疗（见图 2-14）。

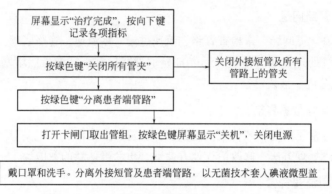

图 2-14　结束治疗

（5）更改程式（见图 2-15）。

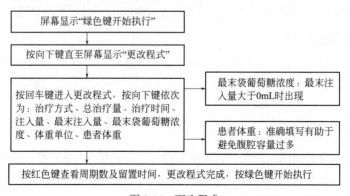

图 2-15　更改程式

二、注意事项

（1）严格遵守无菌操作，保持室内清洁。

（2）腹膜透析机放置高度与床的落差不超过 30cm。

（3）首袋腹透液必须放置在加热板上，并且确保完全覆盖住银色的加热传感器。

（4）一次性碘液微型盖不可重复使用，必须一用一换。

（5）无特殊情况不可中途中断治疗。

（6）严格遵医嘱设定透析处方，不可自行更改治疗方案。

三、报警类型分析及处理

1. 管路问题

（1）常见问题　末检查管路、流速过慢、零流速、管路堵塞。

（2）处理方法　检查有无屏幕显示管路异常、纤维蛋白堵塞、液袋与管组分离、液袋已空。

2. 治疗数据异常

（1）常见问题　末检查设定数值、设置参数错误。

（2）处理方法　修改治疗处方参数，重新确认新的数值。

3. 引流量异常

（1）常见问题　引流不足或管路堵塞。

（2）处理方法　改变体位，检查管路，手控引流，手动略过（除非经医生确认，否则请勿略过，可能会造成腹腔内容量增加的情况）。

4. 温度异常

（1）常见问题　透析液加温中、透析液温度稳定中、液袋温度异常。

（2）处理方法　温度太低时，继续加温，等待升温；温度太高时，关闭电源或直接等待降温。

5. 气泡报警

（1）常见问题　一次性管组中有空气、加热袋/人体管路有空气。

（2）处理方法　丢弃一次性管组和腹透液，或系统自动排出加热袋内空气，或手动引流排出。

6. 自检错误

（1）常见问题　重新置入管组，装置新管组，自检失败，门或耗材未安装好，未检查管路及液袋。

（2）处理方法　更换耗材，取用新的一次性管组，并确认安装到位，检查管路。

第六节　腹膜透析处方的制订

一、处方制订的目标

1. 溶质平衡

维持正常范围的电解质（钾、钠、氯、钙、磷）水平，维持酸碱平衡，持续的大中分子溶质的清除，减少或延缓尿毒症并发症的出现。

2. 容量平衡

血压维持正常或偏高，不需要服用或使用降压药，体表不水肿，干体重达到目标体重或理想体重。

二、初始透析处方的制订

（一）具体制订及调整流程

腹膜透析处方制订及调整流程见图 2-16。

（二）初始透析处方的制订依据和制订内容

1. 制订依据

主要依据临床状态、体表面积及残余肾功能制订初始透析处方。

（1）临床状态　根据患者的意愿和生活方式确定透析模式，根据患者容量状态决定透析液的葡萄糖浓度。

（2）体表面积　一般来说，体表面积大的患者需要较大的透析剂量。

（3）残余肾功能　残余肾功能较好的患者可考虑从较低的透析剂量开始，或者适当缩短透析液的留腹时间。在随访中必须加强残余肾功能的监

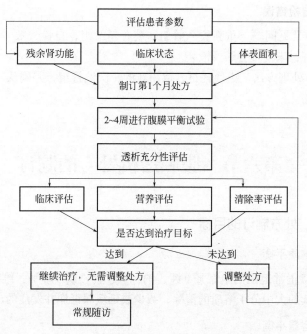

图 2-16　腹膜透析处方制订及调整流程

测，及时调整透析处方。根据残余肾功能，提供参考的初始透析剂量：

①肾小球滤过率（GFR）＞2mL/min　CAPD：2.0L×（2～4）次/天；CCPD：2.0L×4次（8～10h/夜间）+0～2.0L/日间。

②肾小球滤过率（GFR）≤2mL/min　CAPD：2.0L×（3～5）次/天；CCPD：2.0L×4次（8～10h/夜间）+2.0L×（1～2）次/日间。

2. 制订内容

（1）透析模式　根据病情选择CAPD/APD/IPD。

（2）透析液的葡萄糖浓度　有1.5%、2.5%和4.25%三种，尽可能采用低浓度。

（3）每次交换量　CAPD每次交换量为2L。

（4）交换次数与留腹时间　CAPD治疗方案中，一般白天交换3～4次，每次留腹时间为3～4h；夜间交换1次，每次留腹时间为10～12h。

（5）24h透析液总量　CAPD透析剂量为每天6～10L。

第三章

腹膜透析患者居家健康随访管理

第一节　居家腹膜透析随访及监测

居家腹膜透析打破了传统的患者依赖医院、依赖医务人员进行治疗的医疗方式，使终末期肾病患者得以重返家庭、重新回归社会。但居家腹膜透析患者较血液透析患者而言，需要更多的教育培训和随访监测，同时要求患者有较高的自我管理能力及对医嘱依从的自觉性。

随访由腹膜透析专职医生和专职护士共同完成，其主要内容包括门诊随访、电话随访、居家访视等。门诊随访不等同于一般意义上的门诊就诊，并非出现不适才来医院就诊，而是定期对各项指标和身体状况进行监测，及时调整透析处方及修正治疗方案，有效的门诊随访和指导是提高腹膜透析质量的关键。

一、门诊随访内容及流程

门诊随访内容包括评估患者的一般情况（饮食、睡眠）、生命体征（血压、心率、呼吸、体温），询问临床症状、用药情况，了解导管和出口处情况（查看出口处有无红肿、疼痛、结痂、分泌物，有无肉芽组织形成；检查隧道有无压痛；询问平时换药情况）以及腹透相关情况（操作是否顺利、透析处方执行情况及腹透并发症等），同时查看患者每日透析记录情况。在相关检查结果回报后，腹透护士及时收集检验结果并准确记录，完成 Kt/V、Ccr、PET 计算；腹透医生根据计算结果评估患者腹透是否充分，血红蛋白及骨矿物质代谢指标是否达标，血糖、血脂、血压控制是否满意并调整治疗方案。由腹透护士预约下次复诊时间，一般新入院患者出院后 2 周至 1 个月后返回医院完成首次随访；术后 1 年内的患者，2 个月随访 1 次；术后超过 1 年的患者，3 个月随访 1 次；偏远地区复诊不便或当地有腹透中心的患者可半年随访 1 次；病情不稳定的患者随时随访或住院治疗。门诊随访流程如图 3-1。

二、电话随访内容及流程

由腹透专职护士对患者进行电话随访，主要包括患者的一般状况

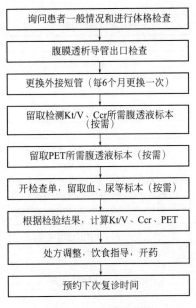

図 3-1 门诊随访流程

（体重、血压、超滤量、尿量、饮食、睡眠、大便情况），腹透操作情况，并发症（有无水肿、乏力、消化道症状、腹部包块、气喘等）以及近期血常规、生化等实验室检查结果。提醒患者注意事项，口头宣教和答疑，确定下一次门诊随访时间。常规患者每 2 个月电话随访 1 次，有情况的患者每天电话随访 1 ～ 2 次，如并发腹膜炎的患者在整个腹膜炎治疗追踪期需打 3 ～ 5 次随访电话，自我管理能力差及对医嘱依从性弱的患者可酌情增加电话随访频率。电话随访流程如图 3-2。

三、居家访视内容及流程

居家访视主要适用于依从性差、腹透并发症频繁及因行动不便复诊困难的患者。在征得患者同意并确定访视时间后，每次由 1 ～ 2 名随访成员至患者家中查看患者居家环境、个人卫生，评估患者换液操作规范性，监控潜在的危险因素；询问腹透并发症紧急处理方法，查看透析记录是否规范，出口处护理操作流程等。通过与患者家庭成员面对面交流收集患者社会支持、心理状态等心理社会资料，及时协助患者解决家庭社会问题。居家访视流程如图 3-3。

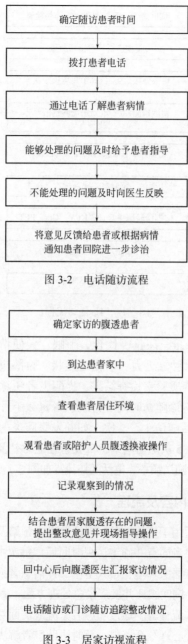

图 3-2　电话随访流程

图 3-3　居家访视流程

四、各项检查频率

对腹膜透析患者进行定期检查，对其状况和治疗效果的评估有着重要意义，是提高患者生存质量的重要保障。

（1）常规检查　血常规、肝功能、肾功能、血电解质（钾、钠、氯、钙等），建议每月检测 1 次，达到目标且病情稳定后，应至少每 3 个月检测 1 次。

（2）代谢相关指标　代谢相关指标包括血糖和血脂，可每 3 个月检测 1 次。若为糖尿病患者，根据血糖控制情况调整血糖检测频率，并检测糖化血红蛋白（HbAlc 应＜ 7%），建议每月检测 1 次，血糖达标后应至少每 3 个月检测 1 次。

（3）贫血指标　血红蛋白、红细胞计数和网织红细胞计数。建议每月检测 1 次，达到目标值且病情稳定后，应至少每 3 个月检测 1 次。

（4）铁参数　铁参数包括血清铁、总铁结合力、转铁蛋白饱和度和铁蛋白等。接受静脉铁治疗初始阶段每月检测 1 次，直至血红蛋白水平达标；达标后建议每 3 个月检测 1 次。如果一次性静脉铁剂量超过 1000mg，上述指标应在停用铁剂 2 周后测定；如果一次性静脉铁剂量 200 ～ 500mg，在停用铁剂 7 天后测定。

（5）骨矿物质代谢指标　骨矿物质代谢指标包括校正血清钙、磷，钙磷乘积，全段甲状旁腺激素（iPTH）。建议血清钙、磷水平每 1 ～ 3 个月检测 1 次，并计算钙磷乘积；iPTH 水平每 3 ～ 6 个月检测 1 次。有条件者可每 6 ～ 12 个月检测 1 次活性维生素 D_3。

（6）营养评估指标　血清学指标包括白蛋白、前白蛋白，建议每 6 个月评估 1 次；体重指数（BMI）以及主观综合性营养评估（SGA）等指标可每 6 个月评估 1 次。必要时评估标准化蛋白质分解代谢（nPCR）。

（7）炎症状态评估　检测高敏 C 反应蛋白（CRP），建议每 3 个月检测 1 次。

（8）中分子毒素　有条件者建议每 3 ～ 6 个月检测 1 次血清 β_2 微球蛋白。

（9）传染病学指标　建议每 12 个月检测 1 次血清学标志（乙肝、丙肝、HIV 以及梅毒等标志物）。对于血清学标志阳性的患者，如出现不能解释的肝功能异常应及时进行 HBV-DNA 和 HCV-RNA 定量检测。

（10）心肺检查　心肺检查包括普通心电图、心脏彩超、外周血管彩超、胸片等检查，建议每 12 个月检查 1 次。

（11）腹膜平衡试验（PET）　开始腹膜透析后 2～4 周应进行首次腹膜平衡试验，之后建议每 6 个月检查 1 次。

（12）透析充分性评估　每 6 个月评估 1 次。

（13）残余肾功能　残余肾功能包括 Kt/V 和 Ccr。建议透析开始的 6 个月内每月检测 1 次，之后每 2 个月检测 1 次，直至残余肾 Kt/V < 0.1。

（14）腹膜透析导管出口　建议至少每 3 个月检查 1 次。

第二节　腹膜转运特性评估——腹膜平衡试验

腹膜平衡试验（peritoneal equilibration test，PET）是用于评估腹膜透析患者腹膜转运功能的一种半定量的临床检测方法，其基本原理是在一定条件下检测腹膜透析液中肌酐、葡萄糖浓度和血液中肌酐、葡萄糖浓度的比值，据此确定患者腹膜转运的类型。以此了解超滤量变化原因，可以确定患者的腹膜转运类型并制订个体化的腹膜透析处方。

一、标准腹膜平衡试验

（一）标准腹膜平衡试验步骤及方法

1. 标本采集

标准 PET 的基本原理：在一定条件下，检测腹膜透析液中肌酐、葡萄糖浓度和血液中肌酐、葡萄糖浓度的比值，确定患者腹膜溶质转运的类型。其测定方法如下：

（1）前一夜给予患者 2.5% 腹膜透析液保留 8～12h。

（2）准备 2.5% 腹膜透析液 2L，加温至 37℃。

（3）患者取坐位，在 20min 内引流出前一夜保留 8～12h 的透析液，测定其引流量。

（4）患者取仰卧位，将 2L 2.5% 的腹膜透析液以 200mL/min 的速度灌入腹腔内，记录灌入完毕的时间，并以此定为 0h。在透析液每灌入 400mL 时，嘱患者左右翻身，变换体位。

（5）在透析液腹腔保留 0h 和 2h，收集透析液标本；从腹腔内引流出 200mL 透析液，摇动 2～3 次；消毒加药口；用无菌注射器再抽出 10mL 透析液送检，测定其中肌酐和葡萄糖浓度，将剩余的 190mL 灌回腹腔；留存好标本并做标记。

（6）将腹膜透析液保留在腹腔 2h，同时抽取血标本，测定血中葡萄糖和肌酐浓度。

（7）将腹膜透析液保留在腹腔 4h 后，患者取坐位，在 20min 内将腹腔内透析液全部引流出来。

（8）摇动腹膜透析袋 2～3 次，抽出透析液 10mL，测定透析液中葡萄糖和肌酐浓度。

（9）引流腹膜透析液称重并记录。

2. 标本检测

测定腹膜透析液中肌酐、葡萄糖浓度和血液中肌酐、葡萄糖浓度的比值。在测定腹膜透析液肌酐浓度时，由于受透析液内葡萄糖的干扰，最好采用肌酐校正因子进行校正。

校正肌酐（mg/dL）=肌酐（mg/dL）-葡萄糖（mg/dL）× 肌酐校正因子

肌酐校正因子 =2.5% 新鲜腹膜透析液肌酐（mg/dL）/葡萄糖（mg/dL）

3. PET 的计算和结果评估

计算 0h、2h、4h 透析液与血液中肌酐的浓度比值；计算 2h、4h 与 0h 透析液中葡萄糖浓度的比值。根据 PET 结果，将腹膜转运特性分为以下四类：高转运、高平均转运、低平均转运和低转运。在患者基础腹膜转运特性确定后，如需再测定患者腹膜转运特性有无改变时，可采用快速 PET。其操作方法与标准 PET 相似，只需在透析液留腹 4h 留取透析液和血标本，测定透析液中肌酐、葡萄糖浓度和血液中肌酐、葡萄糖浓度的比值（D/Pcr 值）。此外，应精确测量透析液的排出量。根据表 3-1确定患者的腹膜转运类型。

表 3-1　PET 溶质转运分类

转运类型	D/Pcr 值	透出液葡萄糖 /（mmol/L）	腹膜透析液引流量 /mL	净超滤量 /mL
高转运	0.82～1.03	13～28	1580～2084	−470～35
高平均转运	0.66～0.81	28～40	2085～2367	35～320
均值	0.65	40	2368	320
低平均转运	0.50～0.64	40～53	2369～2650	320～600
低转运	0.34～0.49	53～68	2651～3326	600～1270

（二）PET 值与透析方式的选择

高转运患者适合短时透析如 NIPD、DAPD。高平均转运患者适合 CCPD 或标准 CAPD。低平均转运患者初期可行 CCPD 或标准 CAPD，当残余肾功能丧失时，宜行大剂量 CAPD。低转运患者宜行大剂量 CAPD 或血液透析。

（三）动态观察 PET 值的临床意义

在腹透初期，腹膜转运功能会有轻微变化，然后趋向平衡。因此基础 PET 测定应在腹透开始 2～4 周后进行，此后每 6 个月重复一次。动态观察 PET 值的变化，有助于纠正透析过程中出现的各种问题。建议 PET 检测应在患者处于平稳状态或腹膜炎痊愈 1 个月后进行。若出现透析不充分、营养不良，则需寻找下列原因：如是否有伴发疾病、是否有残余肾功能减退等，然后根据残余肾功能及腹膜转运特性调整处方。

（四）PET 值与处方调整

长期腹膜透析患者透析方式选择应以腹膜转运特性为依据，初始透析处方应根据患者腹膜转运特性、体表面积、体重及残余肾功能来决定达到最后目标剂量所需的透析引流量。

（五）应用 PET 值调整处方的注意事项

（1）对培训期透析液排出量高或低的患者可考虑提前进行腹膜平衡试验，以确定其腹膜转运特性为高转运还是低转运。

（2）高转运患者可通过增加透析液交换次数和缩短透析液存留时间，来达到最大的超滤量。

（3）低转运和低平均转运患者可通过增加最大的灌入剂量来提高清除率。

（4）低转运和低平均转运患者采用 APD 方式透析时，应增加总的夜间治疗时间，增加透析液的存留时间，增加白天透析液存留和/或次日交换，增加灌注量。

（六）腹腔流出液标本的储存

由于细菌分解作用，储存后引流液中的尿素氮和肌酐水平会降低，因此标本应迅速测定。如果无法立即测定，应放入冰箱，低温保存并在数天内测定。如需长时间存储，应于 −20℃下冰冻。

解冻标本测定前需在 37℃下经过 2h 的融化，并充分混匀。因为标本在解冻时会产生浓度梯度，从而产生溶质分布的不均匀。

（七）实验室误差

（1）葡萄糖浓度误差　通常引流液中的葡萄糖水平很高（500～2000mg/dL 或 28～112mmol/L），因此在检测前应用生理盐水稀释（一般稀释 10 倍）。

（2）肌酐测定的误差　引流液中的高浓度葡萄糖会影响肌酐的测定值，导致肌酐读数假性过高[每 55mmol/L（1000mg/dL）的葡萄糖会使肌酐值升高 44μmol/L（0.5mg/dL）]，因此测定的肌酐值需校正。

二、改良版腹膜平衡试验

（一）改良版腹膜平衡试验步骤及方法

1.标本采集

其操作方法与标准 PET 相似，用 2L 含 4.25% 葡萄糖透析液留腹

4h，分别收集 0h、1h、4h 的透析液及 1h 的血标本测定肌酐、葡萄糖和钠离子浓度。

2. 标本检测

（1）4h 透析液肌酐与血肌酐比值（4h D/Pcr）。

（2）根据 Garred 公式计算肌酐的物质转运面积系数（MTAC）以反映有效腹膜表面积。

MTAC 计算：$MTAC=(Vd/t) \cdot Ln[Vi \cdot P/Vd(P-Dt)]$

式中，Vd 为 24h 腹膜透析液引流总量；t 为留腹时间；Vi 为透析液注入量；P 为溶质的血浆浓度；Dt 为溶质的透析液浓度。

（3）测定 1h 透析液钠与血钠比值（1h D/PNa$^+$），反映腹膜水通道介导的水转运。

（4）记录净超滤量（nUF），nUF 小于 400mL 定义为超滤衰竭。

（二）改良版腹膜平衡试验的优点

用 4.25% 腹膜平衡液代替标准 PET 中的 2.5% 腹膜透析液行改良版 PET 对临床检测超滤衰竭更为敏感，所以用改良版 PET 来评估腹膜溶质和水分转运特性。改良版 PET 与标准 PET 的比较见表 3-2。

表 3-2 改良版 PET 与标准 PET 的比较

项目	标准 PET	改良版 PET
腹膜透析液浓度	2.5%	4.5%
留腹时间	4h	4h
小分子溶质转运功能	可评估	可评估
4h 净超滤量	—	< 400mL 诊断为超滤衰竭
1h D/PNa$^+$	—	反映水孔蛋白功能

（三）改良版腹膜平衡试验的临床意义

用 2L 含 4.25% 葡萄糖透析液腹腔中保留 4h 后引流液的净超滤量 < 400mL、D/Pcr > 0.81 诊断为超滤衰竭。用 4.25% 葡萄糖透析液行腹膜平衡试验时，虽然对流转运增加，使得肌酐等小分子溶质从血液向腹腔转运增快，但同时由于增大的渗透压梯度驱使水分从血液向腹腔超滤增加，抵消了腹膜透析液中肌酐浓度的升高。

第三节　腹膜透析充分性评估

腹膜透析是终末期肾病（ESRD）患者的肾脏替代方式之一。维持腹透患者的长期生存主要依赖于患者的适时透析、规范化和充分的腹膜透析治疗、并发症的及时防治以及良好的依从性等。其中，充分的透析是保持腹膜透析长期顺利进行的必要条件。定期评估腹膜透析（腹透）的充分性非常重要。对腹透患者而言，充分的透析包含两方面内容：溶质的清除和容量的控制。腹膜透析充分性主要受三方面因素的影响：一为腹膜透析本身的影响；二为残余肾功能的影响；三是患者体型的影响。

一、腹膜透析充分性的概念

腹膜透析充分性的概念一般有狭义和广义的内容。

（一）腹膜透析充分性狭义的概念

（1）患者透析后身心安泰，食欲良好，精力充沛，睡眠良好，体重增加，营养良好。

（2）透析剂量足够，透析效能良好，毒素清除充分，慢性并发症少。

（3）维持患者毒素清除所需的最低透析剂量，如低于此透析量则死亡率和并发症均会升高。

（二）腹膜透析充分性广义的概念

目前比较认同的充分性指标包括：

（1）尿毒症的临床症状和体征控制良好。

（2）充分的溶质清除（包括小分子和中分子毒素如维生素 B_{12}、β_2-MG）。

（3）充分超滤和良好的容量控制，无液体过多和脱水征象，血压控制良好。

（4）酸中毒和水、电解质的平衡控制良好。

（5）充分的营养摄入和良好的营养状态。

（6）钙、磷和 PTH 的良好控制。

（7）贫血纠正，对促红细胞生成素的反应良好。

（8）良好的生存质量。

（9）其他　神经症状、炎症、心血管疾病、糖尿病和其他并发症的有效控制。

二、腹膜透析充分性指标与标准

（一）指标

1. 尿素清除指数（Kt/V）

Kt/V，即尿素分布容积相关的尿素清除率，它反映的是腹膜对小分子毒素——尿素的清除效率。Kt/V 值越高，提示尿素的清除越多。其中 K 为尿素的清除率，t 为透析时间，V 为尿素分布容积。在肥胖或严重营养不良的患者中用实际体重来估算 V，会过高或过低地估计 Kt/V，可以采用理想体重来估计。在有残余肾功能的患者中，Kt/V 应包括残余肾和腹膜 Kt/V 两部分。目前公认的透析充分性标准为 CAPD 每周 Kt/V ≥ 1.7。

2. Ccr

Ccr 为与体表面积相关的肌酐清除率。肌酐的分子量（113D）较尿素的分子量（63D）高，故腹膜对肌酐的转运速率小于尿素。对于有残余肾功能的腹透患者，总肌酐清除率也包括残余肾和腹膜两部分。由于肾小管分泌肌酐干扰了残余肾 Ccr 测定的准确性，故计算残余肾 Ccr 时取残余肾 Ccr 和残余肾 C_{Bun} 的平均值。

Kt/V 和 Ccr 测定中的注意事项：Kt/V 和 Ccr 是透析充分性评估中最重要的指标，因此精确测定 Kt/V 和 Ccr 对于透析充分性评估至关重要。总 Kt/V 和 Ccr 的精确测定要求收集和分析尿液、透析液和血清相关指标的方法重复性好，结果可靠。因存在葡萄糖的干扰，对腹透液肌酐浓度的检测必须进行校正。每个中心必须确定高浓度葡萄糖对其实验室肌酐检测的影响。鉴于腹膜炎对腹膜转运的影响，腹膜透析剂量的检测必须在腹膜炎治愈 1 个月后进行。对于 CAPD 患者，取血的时间无关紧要；对于 NIPD 或 CCPD 患者，血标本必须反映整个 24h 的平均水平，对于

NIPD 患者，取血应在白天干腹的中点时间进行，对于 CCPD 患者，取血应在白天腹透液留置的中点时间进行。目前公认的透析充分性标准为 CAPD 每周 Ccr ≥ 50L/1.73m^2。

3. 液体的清除

液体平衡和容量控制对腹膜透析患者长期生存率的影响正越来越受到重视，在 CANUSA 研究中，2 年的生存率在高转运组最差，可能与高转运者更易出现容量负荷过多有关。EAPOS 研究结果显示对于无尿患者，超滤量少于 750mL/d 与高死亡率有关，超滤量而非 Ccr 可以预测 APD 患者的死亡率。

一定透析剂量时患者死亡率和发病率不会增加，再增加透析剂量死亡率和发病率也不会下降，低于此透析剂量则死亡率和发病率却会增高。临床上不能采用单一指标评估透析充分性，应根据临床表现、溶质清除和液体平衡状况等指标进行综合评估。

4. 临床预后指标

充分透析的最终目标是改善患者的预后，因此，患者的预后指标也是透析充分性评估指标的一部分。腹透患者的临床预后指标包括：

（1）患者生存率　患者的生存是客观指标，它取决于许多因素，透析清除不理想，将给患者的生存带来不利影响。美国肾脏数据系统（USRDS）得到的数据证实，低 Kt/V 与心脑血管事件及其他原因造成的患者的死亡增加有关。患者的生存是替代治疗的最终目的，患者生存率是衡量肾脏替代治疗效果的重要指标。

（2）腹膜透析技术存活率　包括腹膜炎相关和非腹膜炎相关的技术存活率。腹膜透析技术失败与总的溶质清除率密切相关。CANUSA 研究发现，肌酐清除率与腹膜透析技术存活率有关，肌酐清除率每周降低 5L，技术失败的可能性增长 5%。

（3）住院率　住院率是衡量慢性疾病治疗有效率的常用指标，每年的住院次数和总住院时间是两个既独立又相关的系列评估指标。USRDS 的数据显示，腹透患者的年住院率为 1.8 次。CANUSA 研究通过多因素分析发现，住院时间的延长与较低的肌酐清除率有关。

（4）生活质量　应连续评估腹膜透析患者的生活质量，并作为一项反映预后的指标。患者的生活质量评估应既针对一般性问题，又针对与疾病和治疗相关的问题。文献报道的有关腹膜透析患者生活质量评估的方法较少，常用的一般性调查方法是 SF-36，自评方法包括 CHOICE（健康经历问卷）和 KDQOL（肾脏疾病生活质量）简表。遗憾的是，在生活质量评估方面公开发表的数据尚少，目前尚没有统一的推荐方法，有待更多的研究。

（二）标准

1. 腹膜透析患者临床状态良好

（1）食欲佳，无恶心、呕吐、失眠及明显乏力、不安腿综合征等毒素蓄积症状，可维持较好的生活能力。

（2）处于正常容量状态，无容量依赖性高血压、心力衰竭、肺水肿、浆膜腔积液与组织间隙水潴留及外周水肿表现，干体重稳定。

（3）营养状况良好，血清白蛋白 $\geq$ 35g/L，主观综合性营养评估（SGA）正常，无明显贫血。

（4）无明显代谢性酸中毒和电解质紊乱的表现。钙磷乘积维持在 2.82 ～ 4.44（mmol/L）^{2}；iPTH 维持在 150 ～ 300pg/mL。

2. 腹膜透析患者溶质清除充分

须依靠 Kt/V、Ccr 等指标综合判定，小分子溶质清除应达到最低目标值：CAPD 患者要求每周总 Kt/V $\geq$ 1.7，每周 Ccr $\geq$ 50L/1.73m^2。应注意即使小分子溶质清除达到最低目标值，如有症状或体征，也应考虑透析不充分。

三、腹膜透析充分性评估

（一）临床状态的评估

（1）有无尿毒症毒素蓄积症状　如恶心、呕吐、失眠、不安腿综合征等。

（2）有无水钠潴留所导致的相关临床表现或生化异常　包括血压增高、体重变化、水肿、心力衰竭等，有条件的医疗单位可以进行生物电阻抗分析（BIA）。原则上患者应处于容量平衡的状态。

（3）酸碱、电解质平衡。

（4）钙磷代谢平衡。

（二）营养状况的评估

1. 生化检测

透析开始后第 1 个月和以后每 2 个月测定，稳定透析 1 年后每 3 个月测定 1 次血清白蛋白、前白蛋白，每 1～3 个月检测 1 次红细胞和血红蛋白。血清白蛋白和前白蛋白是经典的评估指标，目前仍然是临床应用较多的营养评估指标，能预示患者的临床预后。当血清白蛋白＜35g/L或前白蛋白＜300mg/L，应注意存在营养不良。由于血清白蛋白和前白蛋白为急性相反应蛋白，与炎症密切相关，因此在营养评估时应排除是否存在炎症。

2. 主观综合性营养评估（SGA）

透析开始后第 1 个月和以后每 2 个月评估 1 次，稳定透析 1 年后每3 个月评估 1 次。SGA 简便、有效、经济、无创伤，且在营养评估中与其他实验室指标有相当高的一致性，更具有预测价值。

3. 蛋白氮呈现率

建议每 3～6 个月监测 1 次，标准化蛋白氮呈现率（nPNA）目标值≥ 1.0g/（kg·d）。蛋白氮呈现率（PNA）反映患者每天蛋白质的摄入量。不同体型的患者蛋白质摄入量不同，为了便于比较，PNA 应该用患者体重的一些指标来进行标准化，如标准体重、理想体重等，计算标准化蛋白氮呈现率。当小分子溶质清除不充分时，其主要临床表现是纳差、食量较少、乏力，导致每日蛋白质摄入量（DPI）减少，nPNA降低。因此 nPNA 除反映腹膜透析患者的营养状态外，尚可反映透析的充分性。

4. 蛋白质分解代谢率和每日蛋白质摄入量

根据尿素动力模型，由蛋白质分解代谢率（PCR）可估算每日蛋白质摄入量（DPI）。以体重校正的 nPCR 的计算公式如下：

nPCR［g/（kg·d）］=10.76（尿素氮生成率 +1.46）/ 理想体重

尿素氮生成率（g/d）=（$Vd \times D_{UN} + Vu \times U_{UN}$）/$t$

式中，Vd 为 24h 腹膜透析液引流总量；D_{UN} 为腹膜透析液中尿素氮的浓度；Vu 为 24h 尿量；U_{UN} 为尿中尿素氮的浓度；t 为标本收集时间。

一般建议 DPI 至少应达到 1.0～1.2g/（kg·d）。

5. 人体测量

除了传统意义上的体重、皮肤皱褶厚度、上臂周径等测定，双能量X线吸收法、生物电阻抗分析等新型测定法具有精确性高的特点。

四、腹膜透析充分性的目标

近年来各国的指南对腹膜透析溶质清除的目标都有相应描述，其中有相似之处，也不乏差异，现将其归纳为表3-3。

表3-3 腹膜透析溶质清除的目标值

指南/制定机构	公布时间/年	Kt/V	Ccr/[L/(w•1.73m²)]
NKF-DOQI	1997	2.0	60
CSN	1999	I/LA : 2.0	L/LA : 50
		H/HA : 2.0	H/HA : 60
CARI-Australia	2005	1.6	L/LA : 50
			H/HA : 60
EBPG	2005	1.7	45（仅对 APD 患者）
NKF-K/DOQI	2006	1.7	
ISPD	2007	1.7	45（仅对 APD 患者）
UK-guidelines	2007	1.7	50

各指南关于透析充分性目标的具体描述，简述如下：

（一）加拿大肾病学会委员会（Canadian Society of Nephrology Committee, CSN）

（1）对于 CAPD 和 APD 患者，Kt/V 均应达到 2.0/周，对高-高平均转运者 Ccr 大于 60L/周，对低-低平均转运者 Ccr 大于 50L/周（建议）。

（2）Kt/V 小于 1.7/周和 Ccr 小于 50L/周是不能接受的。

（3）应根据患者的个性和临床情况应用此目标。

备注：仅达到 Kt/V 和 Ccr 两项目标值中的一项是可接受的。应在透析开始后的 6～8 周收集 24h 尿液和透析液进行 Kt/V 和 Ccr 的检测，以后每 6 个月检测 1 次。如果临床症状变化或透析处方更改，应重新进行清除率的检查。

（二）CARI 指南〔Caring for Australians with Renal Impairment（CARI-Australia）〕

1. 指南

对于 CAPD 和 APD 患者，Kt/V 均应大于 1.6/ 周，高 - 高平均转运者 Ccr 大于 60L/ 周，低 - 低平均转运者 Ccr 大于 50L/ 周（证据等级：Ⅱ）。

2. 推荐

（1）透析充分性涉及多种衡量方式，包括患者的自我感觉、体格检查、小分子溶质清除、液体清除以及治疗对个人生活的影响。小分子溶质测量的结果应结合各种临床和实验室的结果来评估充分性。小分子溶质清除低于推荐值不一定意味着透析不充分，超过推荐值也不一定意味着透析充分（证据等级：Ⅲ～Ⅳ）。

（2）这些推荐值在体型过大或过小者需要校正。对 BMI 大于 $27.5kg/m^2$ 者，标准化的清除率值可能难以达到，透析充分性的评估需考虑到体型的因素（证据等级：Ⅲ～Ⅳ）。

（3）残余肾功能对预后有重要影响。分析残余肾功能下降的原因，应考虑到患者的主诉、容量状态、营养状态和对透析处方的依从性（证据等级：Ⅲ～Ⅳ）。

（三）欧洲最佳实践指南（European Best Practice Guidelines, EBPG）

（1）透析充分性的目标应包括溶质的清除和液体的清除（证据等级：C）。

（2）这些充分性目标值的确定基于无尿的患者，尿量和残余肾清除率应从目标值中扣除（证据等级：C）。

（3）无尿患者每周 Kt/V 的下限为 1.7（证据等级：A），超滤量下限为 1L/d（证据等级：B）。

（4）当腹膜充分性目标不能达到时，残余肾功能可以补偿通过腹膜的充分性（证据等级：C）。

（5）当充分性目标不能达到时，应严密监测患者有无容量过多、尿毒症症状和营养不良，并考虑进行适当的治疗调整（证据等级：C）。

（6）一些频繁短时交换的 APD 患者，以及低转运者，能达到上述充分性标准，但腹膜肌酐清除率较低。对这些患者除每周 Kt/V 达到 1.7 外，应同时达到腹膜 Ccr 45L/（w·1.73m²）（证据等级：C）。

（四）美国肾脏病基金会肾脏病生存质量指导（National Kidney Foundation Kidney Disease outcomes Quality Initiative，NKF-K/DOQI）

1. 溶质清除目标和测定

（1）对于有残余肾功能的患者（尿量大于100mL/d）

① 最低溶质清除剂量（以Kt/V为代表）为1.7/周（证据等级：B）。

② 总溶质清除（残余肾和腹膜）（以Kt/V为代表）的检测应在透析开始后第1个月内进行，以后每4个月检测1次（证据等级：B）。

③ 对于尿量大于100mL/d的患者，残余肾的清除率和尿量被视为总清除率的一部分，24h尿量和溶质清除量至少每2个月检测1次（证据等级：B）。

（2）对于无残余肾功能的患者（尿量小于100mL/d）腹膜的溶质清除（以Kt/V为代表）至少达到1.7/周，其检测应在透析开始后第1个月内进行，以后每4个月检测1次（证据等级：B）。

2. 容量平衡的维持

（1）应每月监测患者的超滤量、残余肾功能和血压情况（证据等级：B）。

（2）应采用多种方式保持理想的细胞外水和血容量，包括限制水和钠的摄入，对有残余肾功能的患者可使用利尿药，优化腹膜的超滤和钠的清除（证据等级：B）。

（五）国际腹膜透析协会（International Society for Peritoneal Dialysis，ISPD）

（1）透析充分性应根据临床情况综合评估，而不是仅仅根据溶质和液体的清除量来判断。临床评估包括临床和实验室的结果、腹膜和残余肾的清除率、容量状态、食欲、营养状态、精神状态、血红蛋白水平、对促红细胞生成素的反应、酸碱平衡和电解质平衡的情况、钙磷代谢水平以及血压控制的情况（证据等级：C）。

（2）为强调透析充分性，除了小分子溶质的清除和超滤量外，还包含更丰富的内容。本指南特别将题目定为"慢性成人腹膜透析溶质和液体清除目标的指南"，而不是笼统地定为"慢性成人腹膜透析充分性目标的指南"。

（3）总（残余肾＋腹膜）$Kt/V_{尿素}$不应低于 1.7/ 周（证据等级：A）。换言之，对于无尿患者腹膜 $Kt/V_{尿素}$ 不应低于 1.7/ 周。对于有残余肾功能的患者，可将残余肾和腹膜的清除率相加来达到充分性目标，尽管已有研究显示，腹膜和残余肾的清除率并不完全等同（建议）。溶质的清除超过此值并不等同于"充分的透析"。通过腹膜平衡试验或其他检查了解患者的腹膜转运特性有助于优化透析处方以达到这一目标。

（4）对 CAPD 患者没有单独的肌酐清除率的目标值；在 APD，由于尿素和肌酐清除的不平衡出现较多，推荐将 Ccr 45L/（w·1.73m²）作为一个附加的目标值（证据等级：C）。

（5）对于依赖残余肾功能来达到最小溶质清除目标的患者，应严密监测残余肾功能（如果可能，每 1～2 个月 1 次，或至少每 4～6 个月 1 次），透析处方及时进行相应调整（证据等级：C）。如果出现尿量减少，或血液检查变化，提示残余肾功能下降，应更频繁地进行检测。

（6）如有可能，应优先选择持续性的透析方案，而不是间歇性的（证据等级：B）。

（7）为达到良好的容量平衡，应重视尿量和超滤量。尽管使用了高糖浓度的透析液，超滤量仍少，需警惕超滤衰竭的可能性。如果出现这种情况，应进行腹膜平衡试验并根据 ISPD 关于超滤问题的评估和管理的推荐进行处理（证据等级：B）。

（8）如果患者存在透析不充分的症状和体征，即使已经超过了最低 $Kt/V_{尿素}$ 的目标值，也应试验性地增加透析剂量（证据等级：C）。

（9）当这些目标值不能达到时，考虑增加透析剂量（不论是增加交换次数还是增加每次灌注量）或转换为血透，这时应全面考虑所得到的益处与潜在的副作用，包括对患者生活和医疗费用的影响（证据等级：C）。

（六）英国肾脏协会临床实践指南模块 3B（英国指南）［The UK Renal Association Clinical practice Guidelines Module 3B（UK-Guidelines）］

1. 溶质清除

（1）残余肾和腹膜的小分子溶质清除至少应每 6 个月检测 1 次，如有临床指征应更频繁地检测。尿素氮和肌酐清除率都可用于透析充分性的检测，分析结果时应注意检测方法的局限性（证据等级：B）。

（2）残余肾和腹膜的总 Kt/V 应大于 1.7/ 周或 Ccr 大于 50L/（w·1.73m²），如患者有尿毒症症状则应增加透析剂量。

2. 超滤和液体控制

（1）应采用腹膜平衡试验或其他相应的检查监测腹膜转运特性（治疗开始后 6 周，以后每年 1 次或有临床指征时）。至少每 6 个月检测 1 次尿量和超滤量。

（2）应避免透析液的重吸收。高 - 高平均转运者较易出现此问题，可考虑使用 APD 和艾考糊精腹膜透析液。

（3）应避免常规使用高渗透析液（3.86% 糖浓度）。可考虑使用艾考糊精腹膜透析液或利尿药来达到容量的平衡。

（4）如有可能，应尽量保护残余肾功能，包括避免脱水，使用利尿药、ACEI、ARB。

（5）无尿患者长期日超滤量少于 750mL，应密切观察，转换治疗方式可能有益。

五、腹膜透析不充分的原因

造成溶质清除不充分主要有两大原因。患者方面：残余肾功能减退，腹膜转运特性改变，腹膜交换面积减少。透析处方方面：腹膜透析液存留腹腔时间过短，有效透析时间或透析剂量不足。

六、提高腹膜透析充分性的对策

定期评估腹膜透析充分性，依据评估结果调整腹膜透析方式和处方，是提高患者生存质量的重要措施。具体流程如图 3-4。

（一）透析处方个体化

在制订初始腹膜透析处方时，要根据患者的体型、身体状况、经济状况、饮食习惯、应用药物、尿毒症症状、原发病因、残余肾功能以及腹膜转运特性制订个体化透析方案，并根据患者残余肾功能和腹膜转运特性调整透析剂量。

对于透析初始剂量的选择，NKF-K/DOQI 指南 2000 年给出了一个

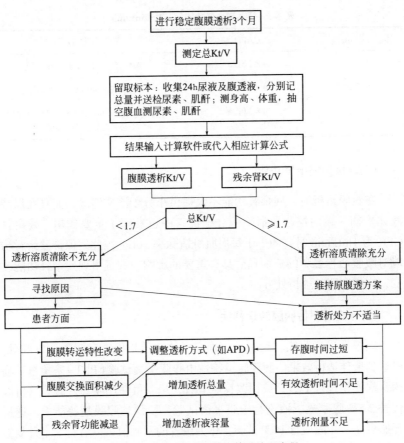

图 3-4　腹膜透析充分性评估及处理流程

简单的经验性处方方案：

　　评估残余肾功能：如 GFR ≤ 2mL/min，见表 3-4；如 GFR>2mL/min，见表 3-5。

　　除非患者有足够的残余肾功能，一般不推荐将 NIPD 作为初始方案。

表 3-4　评估残余肾功能（GFR ≤ 2mL/min）

体表面积 /m²	CAPD	CCPD
<1.7	4×2.0L/d	4×2.0L（9h/ 夜）+2.0L 日间
1.7～2.0	4×2.5L/d	4×2.5L（9h/ 夜）+2.0L 日间
>2.0	4×3.0L/d	4×3.0L（9h/ 夜）+3.0L 日间

表 3–5　评估残余肾功能（GFR>2mL/min）

体表面积 /m²	CAPD	CCPD
<1.7	4×2.5L/d	4×2.5L（9h/夜）+2.0L 日间
1.7～2.0	4×3.0L/d	4×3.0L（9h/夜）+2.5L 日间
>2.0	4×3.0L/d（考虑增加一次夜间交换）	4×3.0L（10h/夜）+2×3.0L 日间（必要时转换至血液透析）

（二）保护残余肾功能

在腹膜透析时，残余肾功能不仅提供小分子溶质清除，而且在保持液体平衡、磷的控制及清除中分子毒素中也发挥了重要作用。残余肾 GFR 为 1mL/min 时，约等于每周肌酐清除率 10L。因此，保护残余肾功能对腹膜透析患者的长期预后具有重要的影响。一旦出现残余肾功能改变，应相应调整透析处方。

（三）定期评估腹膜转运特性

应根据患者腹膜转运特性，确定个体化透析处方或调整透析剂量，以达到最佳透析效果。腹膜转运特性由腹膜平衡试验（PET）来衡量。临床常规使用标准 PET，或用改良版 PET，患者可使用 4.25% 腹膜透析液代替 2.5% 腹膜透析液进行腹膜平衡试验，以评估腹膜超滤能力。透析开始后 2～4 周应行 PET 试验，作为患者的基础值，以后每 6 个月复查 1 次 PET；如临床怀疑腹膜功能改变时，应及时复查 PET；腹膜炎患者应在炎症控制 1 个月以后才可行 PET 检查。

（四）定期随访，及时发现问题

出现透析不充分时应仔细寻找导致透析不充分的可能原因，如患者透析依从性差、透析处方不适当、对体内容量评估不正确或出现机械性并发症（如透析引流不充分或透析液渗漏）。

（五）增加小分子溶质的清除

1. 增加透析总剂量

虽然大部分患者采用标准 CAPD 可达到充分透析，但体表面积较大或残余肾功能完全丧失的 ESRD 患者则可能会出现透析不充分。通过增加交换次数以增加透析剂量，患者的 Kt/V 及 Ccr 可增加。

2. 增加透析液容量

腹腔内腹膜透析液容量增加时，与腹膜的接触面积增大，有助于溶质交换，是增加溶质清除的有效方法，有助于患者达到充分透析。维持透析液和血液之间的葡萄糖浓度梯度，可增加透析时的净超滤量。应注意的是当透析容量增加时，葡萄糖的吸收总量增加，糖尿病及冠心病患者应注意血糖和容量负荷的变化。此外，透析液容量增加时，腹内压增加，腹疝发生的危险性增加。

3. 调整透析方式

透析液容量和透析剂量是调整透析处方的两个重要变量。为达到理想透析，根据腹膜平衡试验，可选择不同透析方式。目前，采用自动化腹膜透析（APD）者越来越多。对于部分 CAPD 透析不充分者，可采用 APD 以达到透析充分。

（六）增加水分的清除

CAPD 患者死亡的主要原因之一是心血管疾病。透析不充分可使心血管疾病的危险性增加。导致 CAPD 患者心血管疾病的发病率增加的另一个重要原因是容量负荷增加及高血压，此时可使心脏的前后负荷加重，血管壁受损，因而发生动脉硬化和左心室肥厚。部分 CAPD 患者腹膜超滤功能减退，导致液体潴留，此种情况与腹膜转运特性改变有关。腹膜转运特性的改变与腹膜透析液生物不相容性及反复发作的腹膜炎有关。如果患者短时间内体重进行性增加，出现水肿，血压进行性升高，且以舒张压升高为主，发生心功能不全等，此时应考虑患者有水钠潴留。

（1）防止超滤功能丧失。一方面应尽可能选择生物相容性较好的腹膜透析液，尽量少使用高渗腹膜透析液；另一方面要预防腹膜炎的发生。

（2）如果患者腹膜平衡试验提示腹膜转运特性为高转运者，为增加超滤，可缩短腹膜透析液在腹腔内的停留时间，可采用 APD，或者在 CAPD 夜间交换液中应用艾考糊精腹膜透析液。

（3）如果患者伴高淋巴回吸收率，应避免使用大容量腹膜透析液。

（4）如果患者为低转运者，可采用大剂量 CAPD。若无效可考虑联合血液透析治疗或改行血液透析治疗。

七、NKF-K/DOQI 关于腹透充分性的临床实践指南（2006 年）

NKF-K/DOQI 对腹透充分性在 2006 年进行了更新，更新后的指南共分 6 个部分，根据证据充分的程度又分为指南和推荐两类，简述如下：

（一）指南

1. 指南 1——透析的开始

（1）肾衰竭后的准备　当患者达到 CKD4 期［估算的 GFR<30mL/（min·1.73m²）］，患者应该定期接受有关肾衰竭及其治疗方法的教育，包括肾移植、腹膜透析、中心血透和家庭血透以及保守治疗。患者的家庭成员以及看护者也应接受关于肾衰竭治疗选择的教育（证据等级：B）。

（2）评估肾功能　肾功能评估的结果将指导透析治疗开始时机的选择。GFR 可使用评估公式计算而得到（表 3-6），也可通过测定肌酐和尿素的清除率得到，但不应仅根据血肌酐和尿素氮的结果进行评价。表 3-7 和表 3-8 总结了评估 GFR 时需要特别对待的情况（证据等级：B）。

表 3-6　GFR 可使用评估公式

年龄	公式
≥18 岁	Cockcroft-Gault 公式 MDRD 4 变量公式 MDRD 6 变量公式
年龄 <18 岁	Schwartz 公式

表 3-7　内源性肌酐生成过高或过低的原因

状况	肌酐生成	状况	肌酐生成
素食	低	严重肝病	低
肌肉损耗	低	肌肉强壮	高
截肢手术	低	亚裔	低
脊柱损伤	低		

表 3–8　造成肾小管肌酐分泌过高或过低的原因

药物或状态	肾小管肌酐分泌	药物或状态	肾小管肌酐分泌
甲氧苄啶	低	贝特类药物（除外吉非贝齐）	低
西咪替丁	低	严重肝病	高

（3）治疗的时机　当患者进展至 CKD5 期［估算的 GFR<15mL/（min·1.73m^2）］，肾脏科医生应评估开始肾脏替代治疗的利弊。特殊的临床情况和并发症可能需要在进展至 CKD 5 期之前就开始替代治疗（证据等级：B）。

2. 指南 2——腹透溶质清除目标和测定

（1）对于有残余肾功能的患者（尿量大于 100mL/d）

① 最低溶质清除剂量（以 Kt/V 为代表）为 1.7/ 周（证据等级：B）。

② 总溶质清除（残余肾和腹膜）（以 Kt/V 为代表）的检测应在透析开始后第 1 个月内进行，以后每 4 个月检测 1 次（证据等级：B）。

③ 对于尿量大于 100mL/d 的患者，残余肾的清除率和尿量被视为总清除率的一部分，24h 尿量和溶质清除量至少每 2 个月检测 1 次（证据等级：B）。

（2）对于无残余肾功能的患者（尿量小于 100mL/d）　腹膜的溶质清除（以 Kt/V 为代表）至少达到 1.7/ 周，其检测应在透析开始后第 1 个月内进行，以后每 4 个月检测 1 次（证据等级：B）。

3. 指南 3——残余肾功能的保护

（1）监测和保护残余肾功能是重要的（证据等级：A）。

（2）对有残余肾功能的患者需要进行降压治疗时，优先选择 ACEI 或 ARB 类药物（证据等级：A）。

（3）对有残余肾功能的血压正常的患者，应考虑使用 ACEI 或 ARB 类药物保护残余肾功能（证据等级：B）。

（4）在 CKD 患者中对残余肾功能有损害的因素，在腹透患者中应同样重视并尽可能避免（证据等级：B）。

4. 指南 4——容量平衡的维持

（1）应每月监测患者的超滤量、残余肾功能和血压情况（证据等级：B）。

（2）应采用多种方式保持理想的细胞外水和血容量，包括限制水和钠的摄入，对有残余肾功能的患者可使用利尿药，优化腹膜的超滤和钠的清除（证据等级：B）。

5. 指南5——质量改进计划（CQI）

（1）每个家庭培训中心应针对临床预后监测目标开展质量改进计划以改进医疗质量（证据等级：B）。

（2）所有参与腹透患者医疗过程的人员都应包含在质量改进计划中，包括医生、中级从业者、护士、社工、营养师和管理者（证据等级：B）。表3-9中列举出了可实施质量改进计划的临床治疗板块（证据等级：B）。

表3-9　CQI针对的板块

·腹膜炎发生率 ·出口感染率 ·技术失败率 ·患者满意度 ·生活质量	·导管相关问题和导管存活率 ·其他板块，在本指南的其他部分已有指出，如充分性评估 ·贫血、肾性骨病和钙磷代谢、血压和容量的控制，血脂的控制等

6. 指南6——儿童的腹膜透析

（1）推荐的腹膜功能检测方法　在儿童患者中，推荐采用腹膜平衡试验检测腹膜转运功能且应在透析处方制订中发挥作用（证据等级：A）。

（2）容量平衡和血压的控制　接受腹透的儿童反复出现高血压以及相关的心脏异常应当严格控制血压，包括容量状态的控制（证据等级：A）。

（3）质量改进计划（CQI）　CQI能改善多种疾病的预后，包括CKD5期（证据等级：A）。

（4）每个家庭培训中心应针对临床预后监测目标开展质量改进计划以改进医疗质量。儿童生长发育和入学情况，也应作为监测的板块之一。

（5）所有参与儿童腹透患者医疗过程的人员都应包含在质量改进计划中，包括医生、护士、社工、营养师、运动临床医学家、心理医生和老师。

单中心的儿童腹透患者的预后应与全国和国际的数据进行对比。

（二）推荐

1. 推荐 1——透析的开始

可能需要提前开始肾脏替代治疗的临床合并症见表 3-10。

表 3-10　可能需要提前开始肾脏替代治疗的临床合并症

·难以纠正的细胞外容量过多	·神经功能异常（如神经病变、脑病）
·高钾血症	·胸膜炎或心包炎
·代谢性酸中毒	·其他不能解释的功能下降或自觉症状加重
·高磷血症	·胃肠道功能异常（如恶心、呕吐、腹泻、胃肠炎）
·高钙血症或低钙血症	·体重下降或其他营养不良的依据
·贫血	·高血压

2. 推荐 2——腹透溶质清除目标和测定

（1）无论透析剂量高低，如果患者自我感觉不适，并且除外尿毒症，找不到可以解释的原因，应考虑增加透析剂量。

（2）在患者残余肾功能较少的情况下，应采用连续性（而不是间歇性）的透析方案，以增加中分子毒素的清除。

（3）如果腹膜 $Kt/V_{尿素}$ 大于 1.7/ 周，或 24h 尿量少于 100mL，测定透析剂量时不需要监测残余肾功能。在这部分患者中，出于表 3-11 所述的原因，定期检测残余肾功能可能有意义。

表 3-11　需要测定 24h 残余肾功能的临床指征

·小分子溶质清除率的测定	·24h 尿钠排出量
·24h 尿量	·肌酐生成率

（4）应在患者临床稳定的情况下测定腹膜溶质清除率，并且在腹膜炎恢复后至少 1 个月后进行。

（5）当有临床指征时，应更频繁地检测腹膜清除率和残余肾功能（表 3-12）。

表 3-12　需要测定腹膜清除率和残余肾功能的临床指征

·常规监测总溶质清除率	·有高血压或容量过负荷表现
·处方更改后检测总溶质清除率	·出现其他不能解释的临床问题时
·患者自我感觉不适	

（6）计算 Kt/V$_{尿素}$时，在成年人，应使用 Watson 或 Hume 公式估算 V。没有足够的证据支持应使用患者的理想或标准体重（而不是实际体重）作为公式中的 V。

（7）腹膜 Ccr 对于预测死亡的风险没有更多的价值，因此，为了简便起见，透析充分性的目标只以 Kt/V 为准。腹膜肌酐排泄率可用于监测肌肉含量的变化。

（8）在腹透患者每月的随访中，应监测营养状态。应检测血清白蛋白水平，测定 24h 溶质清除率时，应同时评估饮食蛋白摄入量（DPI，如 nPNA）。

3. 推荐 3——关于腹膜功能和超滤量的实验室检测的推荐

总液体清除和腹膜超滤量最终取决于腹膜转运特性。检测腹膜转运特性的多种方法都被证明是有效的。在临床上没有一种方法显示出较其他方法更优越。

（1）各个中心可选用其中一种方法来测定患者的腹膜转运特性。

（2）基础的腹膜转运特性的检测应该在患者开始每日的腹透治疗后进行。

（3）有数据显示最好在透析开始后 4～8 周，测定这一基础值。

（4）在临床情况需要时，应重复腹膜转运特性的检查（表 3-13）。

表 3-13　需要重复腹膜转运特性检查的临床状况

·不能解释的容量过负荷	·血压控制不佳
·夜间长留腹（CAPD）或日间长留腹（APD）	·腹膜溶质清除 Kt/V$_{尿素}$发生变化

（5）应在患者临床稳定的情况下测定腹膜转运特性，并且在腹膜炎恢复后至少 1 个月后进行。

4. 推荐 4——透析处方的制订

腹透患者的死亡率与依从性和生活质量有关，在制订透析处方时应考虑到这一点。超滤量的多少取决于透析处方和腹膜转运特性，超滤量对于容量控制和患者的生存率至关重要。在制订透析处方时应考虑到中分子溶质的清除，尽管目前还没有证据证实中分子毒素的清除与生存率之间的关系。

（1）制订透析处方时，应考虑到患者的时间安排和生活质量。

（2）为加强中分子毒素的清除，对于残余肾功能较少的患者，制订透析处方时应优先考虑接近 24h 留腹的方案。即使不需要较长的留腹时间，小分子的清除率已经超过目标值，仍然推荐这种方案。

（3）如果患者能够耐受，为增加小分子溶质的清除和减少费用，应先增加每次灌注量，而后才考虑增加交换次数。应优先考虑增加平卧位时的灌注量，因为这时的腹内压力最小。

（4）需每月回顾患者记录的腹透引流量，尤其应注意 CAPD 者的夜间透析液引流量和 APD 者的日间透析液引流量。

（5）达到容量和血压控制的几种手段

① 应尽可能使用最低糖浓度的透析液达到期望的容量状态。

② 应合理限制食物中钠和液体的摄入。

③ 对于有残余肾功能的患者，为达到干体重，可使用利尿药，而不是首先增加透析液的糖浓度。

④ 为使溶质清除和超滤量达到最大化，应优化 CAPD 者的夜间透析液引流量和 APD 者的日间透析液引流量。

⑤ 对于有高血压或有容量过负荷表现的患者，每次交换的超滤量都不应为负值（即没有重吸收）。

（三）小结

透析充分性与患者的预后有关。对透析充分性的认识是一个不断深入和更新的过程。Kt/V、Ccr 是应用最广泛的透析充分性的指标，但它们只是透析充分性的指标之一。透析充分性包含了影响预后的各个方面——毒素和液体的清除、营养和钙磷代谢的管理等。长期以来，人们为寻求理想的透析剂量进行了诸多努力。对透析充分性进行评估并努力达到充分的透析，贯穿透析治疗的全过程。

第四节　腹膜透析患者容量状况评估及处理

容量超负荷是腹膜透析患者常见的临床问题，长期容量超负荷会导致左心室肥厚、高血压、心力衰竭等心血管系统并发症。液体和钠的清除不良是腹膜透析患者死亡的独立危险因素。

欧洲最佳实践指南（EBPG）指出透析充分性不仅包括小分子溶质的清除，还包括液体的清除。超滤衰竭是腹膜透析患者容量超负荷且难以纠正的关键原因，也是患者退出腹膜透析治疗的重要因素。因此，合理评估和调整腹膜透析患者容量状况、保护腹膜功能是保证透析充分性以及提高腹膜透析患者生存时间和生活质量的重要方面。

一、容量超负荷的原因

引起腹膜透析患者容量超负荷的原因，一般可分为非超滤因素和超滤因素。

（一）非超滤因素

（1）液体摄入过多　腹膜透析患者的水分和（或）钠摄入过多。

（2）患者依从性差　患者没有严格按照透析处方进行，如自行减少透析次数、延长透析液留腹时间等。

（3）透析处方未及时调整　医生没有根据残余肾功能丢失、腹膜转运特性发生改变等及时调整透析处方。

（4）机械性因素　如透析液皮下渗漏，腹膜透析导管包裹、堵塞、移位等导致腹膜透析液引流障碍。

（二）超滤因素

某些腹膜结构或功能改变引起腹膜超滤下降，可导致容量超负荷，腹膜超滤功能严重下降达到一定程度时则出现腹膜超滤衰竭，使得腹膜透析患者的容量超负荷难以纠正。

1. 常见引起腹膜超滤下降或衰竭的原因

（1）原发腹膜高转运（开始腹膜透析时其腹膜转运特性即为高转运）。

（2）腹膜炎。

（3）长期腹膜透析后腹膜转运特性转变为高转运。

（4）有效腹膜交换表面积减少，如腹膜广泛粘连、腹膜硬化等。

（5）腹膜淋巴重吸收率增加。

（6）腹膜血流量减少。

2. 超滤衰竭的定义及分型

（1）定义　4.25% 葡萄糖腹膜透析液 2L，留腹 4h 后引流，超滤量小于 400mL 称为超滤衰竭。

（2）分型

① Ⅰ型：最常见，其特点是腹膜对溶质呈高转运特性，腹腔中葡萄糖吸收增快，腹腔内有效渗透压梯度维持时间缩短，腹膜的超滤能力降低，多因长时间应用高糖腹膜透析液或反复发生腹膜炎引起。

② Ⅱ型：腹膜有效表面积减少或通透性严重下降，临床上少见，溶质和液体转运均受限，可见于腹膜硬化、腹膜广泛粘连。

③ Ⅲ型：腹腔淋巴回吸收增加，较少见，可与Ⅰ型超滤衰竭同时存在。

此外，还有学者认为也存在Ⅳ型超滤衰竭，即由腹膜水通道障碍引起的超滤衰竭。

二、容量状况的评估

容量状况评估是腹膜透析治疗中的关键技术，容量超负荷在腹膜透析患者中普遍存在。临床上腹膜透析患者的水钠潴留常比较隐匿，临床上未发现显性水肿并不代表体内的容量状况平衡。因此，腹膜透析患者及医护人员应重视和常规对患者机体容量平衡进行监测。患者每天测量体重是腹透管理的常规要素。体重在监测体液容量中具有重要价值。正常人体重每天均可发生变化，通过调节透析处方和摄入可维持稳定的体重。然而营养不良是腹透患者常见和严重的并发症。随着透析时间的延长，发生蛋白质 - 热量营养不良患者可进行性发生液体潴留以平衡体细胞（BCM）或脂肪丢失，临床上液体负荷过重表现可不明显。最终结果是同时出现营养不良和液体过度负荷并发症的严重情况。因此腹透患者有必要规律检测和客观评估水和营养状态。

（一）容量监测及评估流程

患者每天记录尿量和腹透的超滤量，测量体重并记录。如果没有出现明显的容量超负荷，则定期（1～3 个月）到医院随诊进行容量评估；如果发现腹透超滤量明显减少、不能解释的体重增加、水肿、高血压或心力衰竭等可疑存在容量超负荷情况时，应立即联系所在腹透中心的医护人员，进行容量负荷评估，查找原因，及时纠正。医生在确定腹透患者存在容量超负荷后，首先应该评估其可逆性因素，如水和钠的摄入、透析处方是否合适或有无机械性因素，然后行腹膜平衡试验，评估腹膜转运特性，根据腹膜转运特性进行不同的干预措施。腹膜透析患者容量监测及评估流程见图3-5。

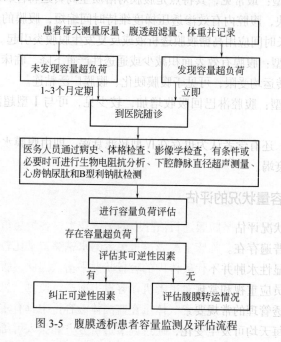

图3-5　腹膜透析患者容量监测及评估流程

（二）容量状况的评估方法

目前尚缺乏公认的客观测量容量超负荷的指标，临床上常通过体格检查、影像学检查等综合判断，有条件或必要时可进行生物电阻抗分析等人体成分的检测。

1. 体格检查

体格检查是临床上重要、简单、实用的评估腹膜透析患者是否存在容量超负荷的方法，但需要动态观察和实时记录。每天测量体重不仅可以判断腹膜透析患者体内容量的变化，而且可作为调整液体出入量的重要依据。通过确立患者的目标体重（机体容量负荷处于正常生理状态下时的体重）来评估患者的容量负荷。血压也是反映体内容量负荷状况的临床重要指标，特别是在控制水钠摄入和增加超滤量后血压有明显下降时，提示机体存在容量超负荷，常用的评估容量负荷的体格检查如下：

（1）体重　通过确立患者的目标体重评估其体内容量变化。

（2）血压　是反映临床体内容量负荷状况的重要指标。

（3）水肿　检查全身是否存在水肿。

（4）心、肺查体　是否存在充血性心力衰竭。

2. 影像学检查

某些影像学检查有助于客观判断患者容量状况，必要时可选做如胸部 X 线、心脏彩超等。

3. 其他检查

（1）生物电阻抗分析（BIA）　BIA 是用于获得有关机体成分信息的非侵入性检测方法，近年来对其研究迅速深入，但其精确性和可重复性仍待改善。BIA 的标准方法是使用四个置于皮肤表面的电极。其中两个电极用于注入单频或多频电流，另外两个电极用于测量它们之间电位的下降程度。然后通过电流强度、频率和测量的下降电位计算出电阻和电抗。电阻值反映液体容量，电抗值与细胞膜特性有关。这些信息用于评估机体成分参数，如细胞外液容量（ECV）、细胞内液容量（ICV）以及身体总水分（TBW）。另外，BIA 还用于测量机体肌肉和脂肪块。目前认为，用 BIA 常规检测腹透患者液体状况和营养状况是最具前景的方法。

BIA 测量时，ECW 通常根据个体患者进行标化。标化的方法是用 ECW/ICW 或 ECW/TBW 表示以评估水状态。临床使用 BIA 的策略之一是用 ECW/TBW 比率对年龄作图，将曲线 95% 可信区间与正常人比较。早期经验显示，护士于临床试验中可有效使用这种方法。然而正常范围波动很大，难以精确测量正常液体状态。而且即使能测量正常 ECW，腹透患者因为存在心血管病变，理想液体状态仍不同。容易肺水肿的患者或需要较高 ECW 以避免低血压发生或需要较低容量。此外，除了液体状态，这些比率的分母含 ICW，也与营养状态或身体细胞量（BCM）丧失呈负相关。如果测量液体状态，最好通过个体患者身高进行标化。

（2）多频率生物电阻抗分析（MF-BIA）　MF-BIA 是一种非侵入技术，能在床边使用。通过与氚标记进行的总水测量及溴化物用于细胞外液的测量分别进行比较，从而评价 MF-BIA 价值。MF-BIA 低估体总水量平均约 2L，高估 ECV 2.7L。尽管这些方法间存在极好的相关性，但相符范围显示很大变异。然而 MF-BIA 可用于长期纵向随访患者。MF-BIA 也可用于液体过多诊断的确定。男性患者 ECV 与身高比率为 10.94L/m，女性为 9.13L/m 可诊断为液体过多，其敏感性达 86%，特异性达 80%。MF-BIA 除用于临床评估外，还可在腹透患者中用于评估干体重。然而评估时仍需参考其他检测。

（3）下腔静脉（IVC）直径超声测量　IVC 直径超声测量是一种评估干体重的重要检查方法。其数值与右心房压力和血容量直接相关。一般来说，下腔静脉直径/体表面积＜ 8mm/m^2，提示低血容量；下腔静脉直径/体表面积＞ 11.5mm/m^2 则反映高血容量。在透析中，下腔静脉直径（ICVD）与心房钠尿肽（ANP）之间呈正相关。但是临床观察发现，ICVD 与 ANP 的关系仅限于正常心功能时。该技术在血透患者中很有用，但在腹透患者中的作用则不明显。

（4）心房钠尿肽（ANP）和 B 型利钠肽（BNP）　ANP 和 BNP 是心肌分泌的激素，有调节机体容量，维持压力、容量平衡的作用。细胞外容量增加导致心肌产生血清心房钠尿肽增加。有报道显示，血液透析患者 ANP 升高，且透析前明显高于健康对照组，透析后下降，但仍高于健康人群，这个现象可能与细胞容量增高刺激 ANP 的分泌有关。然而当存在左心房血流动力学改变时，透析后 ANP 仍处于较高水平，因此，ANP 的测定仅限于对左心房功能正常时容量负荷增多的判断，对有左心房功能异常或对脱水状态的判定则无临床意义。CAPD 患者 ANP 水平介于血液透析前和透析后之间。在 NESCOSAD 队列研究中发现，腹透患者心房钠尿肽和 B 型利钠肽超过中位线水平，其相对死亡危险增加 8 倍。

（三）容量超负荷可逆性因素的评估

1. 水钠摄入

仔细询问患者饮食情况，患者常忽略富含水分的主食（如稀粥、馄饨等）、蔬菜（如汤）、水果中的水分，因此病史询问中应注意；尿毒症患者的味蕾常较正常人迟钝，因此钠的摄入应定量而不是依据患者味觉的主观判断，综合判断患者的水钠摄入情况。

2. 机械性因素

通过检查患者腹透液灌入和流出的通畅情况，流出总量是否减少，是否伴有腹痛等，必要时进一步进行腹部 X 线或 CT 检查，明确有无机械性因素（如导管的堵塞、包裹、移位等）。

3. 治疗顺应性

检查患者对于治疗方案执行的顺应性，包括有无自行减少透析次数、每次灌入透析液的容量、留腹时间等。

4. 治疗方案是否合适

明确患者在治疗过程中是否存在如残余肾功能下降、腹膜转运特性改变、腹膜超滤功能下降等情况，何时出现，医生是否在上述情况出现时及时进行了透析方案的调整。

（四）腹膜功能的评估

确定患者存在液体潴留后，下一步需仔细评估其可逆性因素。是否存在液体摄入过多是明确液体潴留原因的重要环节。其中需了解是否需要对患者进行教育、是否存在过度钠摄入或存在高血糖引起的严重口渴等因素。在其他稳定的患者中，残余肾功能丧失是引起水蓄积的主要原因，因此测定尿量有助于确定残余肾功能状况。如果出现不合适的液体清除量，则需测量超滤。注意避免过高估计超滤的情况。如果液体清除不良，还应检查患者是否存在液体渗漏或机械性排液问题。

需评估透析处方以确保其适合患者个体。最常见的问题是长留腹，后者可使葡萄糖重吸收，结果导致渗透效应丧失，超滤减少或负超滤。腹透处方的基本原则是避免留腹出现负超滤。长留腹发生负超滤时，可使用更高渗葡萄糖透析液，或艾考糊精腹膜透析液，或增加交换次数，缩短留腹时间。如果短留腹出现超滤不佳，需注意留腹时间长短和葡萄糖透析液张力。常见的一个重要错误是由于考虑葡萄糖透析液代谢和生物相容性作用而使用浓度不合适的葡萄糖透析液。在临床实践中，不应该不管液体过度负荷状况而降低透析液葡萄糖浓度。评估与腹膜功能相关的容量超负荷因素的诊断思路：首先评估腹膜超滤功能，之后评估小分子溶质的转运。

1. 腹膜超滤功能的评估

4.25% 葡萄糖腹膜透析液，4h 交换，观察净超滤量。如其净超滤量＞400mL/4h，要进行临床再评估；如净超滤量＜400mL/4h，进一步评估小分子溶质的转运。

2. 小分子溶质转运的评估

行腹膜平衡试验，评估腹膜转运特性，寻找超滤衰竭的可能原因。建议用 4.25% 的葡萄糖腹膜透析液做腹膜平衡试验评估腹膜转运特性，根据腹膜平衡试验（4hD/Pcr），分为以下类型：

（1）D/Pcr ＞ 0.81　腹膜转运特性为高转运，最常见。对小分子溶质的清除好，但由于葡萄糖快速重吸收导致渗透梯度消失，超滤量减少。多见于以下原因。

① 原发性高转运：开始腹膜透析治疗时其腹膜转运特性为高转运。

② 腹膜炎：多为一过性，治愈后常可恢复，但反复发作会增加腹膜硬化的发生率。

③ 长期腹膜透析后出现：与长期接触非生物相容性的透析液有关，为渐进性，多不可逆。

（2）D/Pcr ＜ 0.5　有效腹膜交换表面积减少。多由于腹膜粘连、硬化性腹膜炎等，腹膜对液体和溶质的清除均不充分。

（3）0.5 ＜ D/Pcr ＜ 0.81

① 机械性因素：导管的堵塞、包裹、移位和透析液渗漏等机械性因素可导致超滤减少，这些情况可用 2L 透析液快速进出腹腔作鉴别诊断。

a. 导管堵塞：多由纤维素沉积在管腔和侧孔所致。进液和出液均不顺畅，为管腔堵塞；仅出液不畅，为侧孔堵塞。

b. 导管包裹：在透析液注入时可由于包裹部分的扩张而出现腹痛，腹腔造影可明确诊断。

c. 导管移位：一般进液顺畅，开始出液时顺畅或不顺畅，但随后出液速度减慢并随体位而改变，腹部平片可明确诊断。

d. 透析液渗漏：腹壁疝或多次外科手术后多见，多漏入腹壁皮下组织，通过腹部影像学检查可以诊断。

② 腹腔重吸收过多：腹腔内静水压增加，使得腹腔内液体通过淋巴

重吸收和组织重吸收增加。

③ 水通道障碍：40% ～ 50% 的水分经过水通道蛋白清除。临床上可通过测定 4.25% 葡萄糖腹膜透析液在腹腔内停留 1h 的 D/PNa 用以反映水通道蛋白的功能。

三、容量超负荷和超滤衰竭的处理

（一）预防

预防容量超负荷的流程见图 3-6。

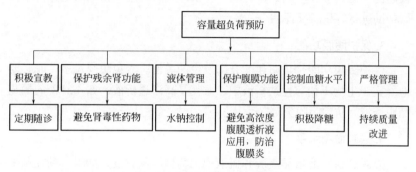

图 3-6　容量超负荷的预防流程

1. 强化患者教育

让患者充分了解控制水钠摄入的重要性，积极配合，是保证容量平衡的重要因素。向患者宣教相关知识，使患者知晓和理解容量过多、超滤衰竭可导致心力衰竭、血压升高、心脏扩大等严重并发症，最终导致腹膜透析失败和死亡率增高。教会患者掌握日常观察容量是否平衡的方法，如测体重、记超滤量、测血压等。根据不同的阶段和病情，教会患者饮食成分和水钠摄入的计量方法。

2. 加强液体管理

（1）合理的水分和钠的摄入　水分的摄入主要以维持目标体重为基础，通过尿量和腹膜透析超滤量的总和减去不显性失水来估计。限制液体的摄入，包括限制水分的摄入，还包括限制富含水分的食物、水果等的摄入。由于钠摄入量直接影响患者容量负荷，因此限制钠的摄入至关重要。钠的来源不仅包括酱油、盐、味精以及各种调料，而且包括食品加工时加入的钠，所以尽可能食用含钠少的新鲜食物，少吃加工食物如熏制、腊制、烘烤及罐头食品等。无高血压者食盐量＜6g/d，合并高血压者＜3g/d。

（2）定期检测和评估患者的容量状况　医护人员应每1～3个月对规律腹膜透析的患者进行容量评估和检测，患者出现容量过多时，首先应注意水钠摄入是否过多。可通过临床表现（如水肿、高血压、超滤量、尿量）及影像学检查（胸片及心脏彩超）等评估容量状况。必要时进行腹膜超滤功能、腹膜平衡试验检查。有条件者可使用生物电阻抗分析等仪器帮助进行容量状况评估。

3. 保护腹膜功能

保护腹膜功能是预防超滤衰竭发生的关键。避免腹膜过多、非必要地暴露于生物不相容性透析液中，尤其是高渗透析液，如4.25%的葡萄糖腹透液。防治腹膜炎等。

4. 控制血糖水平

腹膜透析超滤依靠腹腔和血液中葡萄糖浓度梯度，如果血糖控制不佳，会降低二者之间的渗透压梯度，从而影响超滤。建议糖尿病腹膜透析患者糖化血红蛋白控制在7.0%以下。

5. 保护残余肾功能

残余肾功能在保持腹膜透析患者液体平衡中发挥重要作用，因此，应避免应用肾毒性药物（如氨基糖苷类抗生素、造影剂等），最大限度地保护残余肾功能。ACEI、ARB等可以有效地保护残余肾功能。

6. 强化腹膜透析中心的管理

建立严格的随访、监测体系，对腹膜透析患者定期进行容量状况评估，及时调整透析处方和治疗方案，使腹膜透析患者维持目标体重、正常血压和达到容量平衡状态。根据腹膜透析中心的规模和实际情况持续进行质量改进。

（二）治疗

针对容量超负荷的处理流程如图3-7。

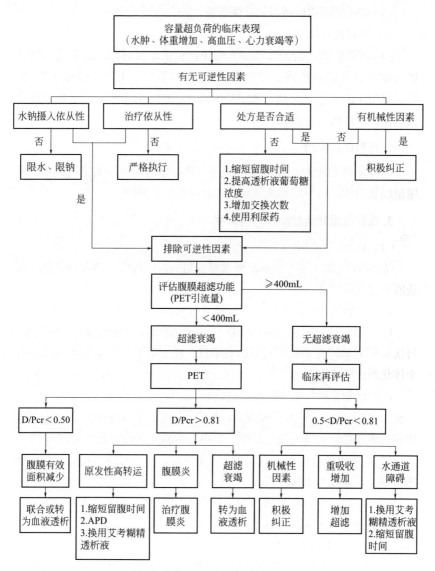

图 3-7 腹膜透析患者容量超负荷的处理流程

1. 纠正可逆性因素

（1）加强腹膜透析患者的液体管理。

（2）解除机械性因素。

（3）调整腹膜透析处方。缩短腹膜透析液留腹时间，短时或适度增加高浓度的腹膜透析液，使用高糖透析液（2.5%、4.25% 腹膜透析液）后，腹腔中的渗透压升高，超滤量也随之增加。但由于高糖透析液加重腹膜损伤，使用时应慎重。

2. 袢利尿药应用

有残余肾功能的患者，袢利尿药虽然对肾功能恢复无作用但可以使尿量明显增加，可一定程度解决患者容量超负荷问题。

3. 根据腹膜转运功能，调整方案

（1）D/Pcr > 0.81

① 原发性高转运：可根据患者容量超负荷的程度、残余肾功能、腹透液超滤量等情况选择。

a. 缩短腹膜透析液在腹腔内的停留时间，增加透析液交换次数。

b. 采用自动化腹膜透析（APD）。由于 APD 在治疗剂量、交换次数、每次留腹剂量等方面具有很好的灵活性，便于对容量超负荷的患者制订个体化的治疗方案。

c. 改用葡聚糖（艾考糊精）透析液。

② 腹膜炎：积极治疗腹膜炎，腹膜炎治愈后常可恢复，部分患者腹膜炎后腹膜的转运特性发生改变，腹膜炎治愈 4 周后应再行 PET 评估。

③ 长期腹膜透析的超滤衰竭：为渐进性，多不可逆，可试用葡聚糖透析液，常需改为血液透析。

（2）D/Pcr < 0.5　有效腹膜交换表面积减少。腹膜对液体和溶质的清除均不充分，多需联合血液透析或改为血液透析。

（3）0.5 < D/Pcr < 0.81

① 机械性因素：导管的堵塞、包裹、移位和透析液渗漏等。诊断明确后，可给予相应治疗，如保守治疗无效，需拔管重新置管。

② 重吸收增加：增加透析剂量及浓度或改为血液透析。

③ 水通道障碍：换用葡聚糖透析液或缩短留腹时间。

第五节 腹膜透析患者营养状况评估及处理

营养不良是腹膜透析最常见的并发症之一，发生率为18%～75%，是导致腹膜透析患者预后不良的重要因素；不仅造成患者免疫力下降增加感染等身体健康隐患，而且对患者罹患抑郁症等心理疾病有推波助澜的作用，因此预防和治疗腹膜透析患者的营养不良至关重要。

营养评估是预防和治疗腹膜透析患者营养不良的重要环节，应正确评估腹膜透析患者的营养状态。

一、营养状况的评估

（一）实验室检查

1. 血清白蛋白和前白蛋白

建议每6个月监测1次。维持血清白蛋白≥35g/L、前白蛋白≥300mg/L。血清白蛋白在临床上能有效地反映腹膜透析患者营养状态，被推荐为一种常规的监测指标，代表机体内脏蛋白质的储存，是预测腹膜透析患者死亡的危险因子，因此建议血清白蛋白的目标值≥35g/L。但是，血清白蛋白反映腹膜透析患者的营养状态尚欠敏感，其原因一方面是血清白蛋白水平受感染或炎症、脱水或水肿、经腹膜透析液或尿液丢失蛋白质和酸中毒等非营养性因素的影响；另一方面，血清白蛋白半衰期大约为20天，无法敏感反映患者营养状态。

血清前白蛋白由于半衰期仅为1.9天，因此反映营养状态较白蛋白更为敏感。建议血清前白蛋白的目标值≥300mg/L。

2. 标准化蛋白氮呈现率（nPNA）

必要时可每3～6个月监测1次，nPNA目标值≥1.0g/（kg·d）。蛋白氮呈现率（PNA）是反映腹膜透析患者总的蛋白质分解和蛋白质摄入情况的临床指标。由于蛋白质中氮的含量约为16%，因此可用6.25×总氮呈现率（TNA）表示与总氮呈现率相当的蛋白质水平。PNA等同于蛋白分解代谢率，可用来评价稳定腹膜透析患者的蛋白质摄入水平。由于人体蛋白质的需要主要决定于无水肿和脂肪的身体重量，因此 PNA 常常以体重的一些指标来进行标准化，如实际体重、理想体重、标准体重［即从尿素分布容积派生出的体重（$V/0.58$）］。

计算公式：nPNA［g/（kg·d）］=PNA/V×0.58，式中，V 为液体总量。

PNA（g/d）=6.49×UNA+0.294×V（L）+ 蛋白丢失量（g）

UNA（g/d）=［尿尿素（mg/dL）×24h 尿量（L）+ 透出液尿素（mg/dL）×24h 透出液引流量（L）］÷100

nPNA 计算值为 1.0～1.2g/（kg·d），此时患者血清白蛋白浓度能保持在正常范围，营养状态基本良好。虽然 nPNA 是评价蛋白质摄入的有效指标，但不能作为单一的评价营养状态的指标。

（二）主观综合性营养评估

建议每 6 个月评估 1 次。SGA 是一个可重复的、有用的评价患者营养状态的指标，它是一种基于病史和体格检查的主观性简单评价方法。SGA 最初用于胃肠道手术患者营养状态的评估，目前也用于评估腹膜透析人群的营养状态。其优点是经济、检测迅速、只需要简单训练、可对蛋白质营养状态进行综合评估；缺点是着重于营养物质摄入和身体组分的评估，没有考虑到内脏蛋白质水平，评估患者营养不良的敏感性、精确性和可重复性并未得到广泛证实。以下为改良法 SGA 评估方法、分值。分值越高，代表营养越差。营养正常：7 分；轻至中度营养不良：8～15 分；重度营养不良：≥16 分。

1. 体重改变（最近 6 个月的总改变）

□ 1	□ 2	□ 3	□ 4	□ 5
体重没有改变或增加	体重减少 <5%	体重减少 5%～10%	体重减少 10%～15%	体重减少 >15%

2. 饮食改变

□ 1	□ 2	□ 3	□ 4	□ 5
进食固体食物且量无减少	固体食物进食不足	进食流食或食量中度减少	进食少量低能量流质饮食	几乎无法进食

3. 胃肠道症状

□ 1	□ 2	□ 3	□ 4	□ 5
无症状	恶心	呕吐或其他中度胃肠道症状	腹泻	严重厌食

4. 活动能力（营养相关的功能损伤）

□ 1	□ 2	□ 3	□ 4	□ 5
完全不受限或较前明显改善	轻度或中度受限	日常生活受限制	仅能从事很轻度体力活动	卧床或仅坐轮椅少量活动

5. 并发症

□ 1	□ 2	□ 3	□ 4	□ 5
透析 <12 个月无并发症	透析 1～2 年或有轻度并发症	透析 2～4 年或年龄 >75 岁或有中度并发症	透析 >4 年或有重度并发症	有多种严重并发症

6. 身体检查

（1）脂肪储备减少与皮下脂肪消耗

□ 1	□ 2	□ 3	□ 4	□ 5
没有改变	介于二者间	中度减少	介于二者间	严重减少

（2）肌肉消耗迹象

□ 1	□ 2	□ 3	□ 4	□ 5
没有改变	介于二者间	中度消耗	介于二者间	严重消耗

说明：SGA 评分中，体重变化和体检尤其重要。体重呈稳定或上升趋势的，应视为营养良好的表现。

（三）人体测量

建议每 6 个月测量 1 次。人体测量法是通过对身体组成进行量化，反映身体组成，特别是骨骼、肌肉和脂肪含量的半定量方法；可提供与营养状态相关的信息，是临床上有效反映患者营养状态的指标，也用于评估腹膜透析患者的营养状态。对同一个体长期监测人体测量指标临床意义更大。

人体测量指标通常包括体重、身高、骨架大小、皮褶厚度（代表身体脂肪）、中臂肌围（mid-arm muscle circumference，MAMC）（代表肌肉含量）、中臂肌直径和面积、上臂肌围（AMC）、上臂肌直径和面积以及身体脂肪含量和体重指数（BMI）等。这些指标反映了身体组分的不同信息。另外，人体测量法要考虑到不同人体测量指标的重要性和精确性，要求适当的仪器和正确的测量方法，否则无法得出可信、重复性好的数据。

1. 体重指数（BMI）测定

测量患者的身高、空腹体重，计算体重指数。体重指数（kg/m²）= 体重（kg）/ 身高²（m²）；根据亚太地区成年人体重标准，BMI 18.5 ~ 23.9kg/m² 为正常，BMI<18.5kg/m² 为营养不良。

2. 中臂肌围（MAMC）测量

测量右侧中臂围（MAC）和三头肌皮褶厚度（TSF），计算 MAMC。

MAC 和 TSF 测量方法：让患者上肢平放体侧，取尺骨鹰嘴与肩峰连线的中点为测量点。用软尺轻贴皮肤绕测量点 1 周，读出数值。此点也用于测量肱三头肌皮褶厚度。

MAMC 计算公式：

中臂肌围（cm）= 中臂围（cm）−3.14× 三头肌皮褶厚度（cm）

MAMC 判断标准：

男性　中度消瘦：22 ~ 24cm；明显消瘦：<22cm；

女性　中度消瘦：18 ~ 20cm；明显消瘦：<18cm。

3. 上臂肌围（AMC）测量

测量右侧上臂围（AC）和三头肌皮褶厚度（TSF），计算 AMC。

AMC 计算公式：

上臂肌围（cm）= 上臂围（cm）−3.14× 三头肌皮褶厚度（cm）

AMC 正常值：男 25.3cm，女 23.2cm。以低于正常值 90% 判断为营养不良，小于 60% 为重度营养不良。

TSF 判断标准：

男性　中度营养不良：4 ~ 6cm；严重营养不良：<4cm；

女性　中度营养不良：8 ~ 12cm；严重营养不良：<8cm。

（四）生物电阻抗分析和双能 X 线测量法

当前人体成分主要使用生物电阻抗分析（BIA）和双能 X 线测量法

（dual-energy X-ray absorptiometry，DXA），其中 DXA 是测量身体成分的金标准，但是费用高、对人体有一定的辐射，而 BIA 因其方便操作、费用低、对人体无辐射等原因，在临床应用更多。

（五）蛋白质营养状态评估

第一步：测量患者身高、体重。

第二步：收集患者 24h 尿量，测定尿液中尿素氮、肌酐浓度并计算其总排泄量，测定尿白浓度并计算尿蛋白总排泄量。

第三步：收集患者 24h 总腹透排出液，测定其尿素氮、肌酐浓度并计算其总排出量，测定腹透液蛋白浓度并计算其总排泄量。

第四步：评估当日清晨空腹抽取患者静脉血进行血清白蛋白或前白蛋白水平测定。

第五步：按前述 nPNA 计算公式进行相应的计算。

第六步：按上述方法进行人体测量。

第七步：综合 SGA、血清白蛋白或前白蛋白、nPNA、人体测量数据四项指标进行分析，四项指标均达到前述标准者视为营养状态良好。

二、营养不良的原因

（一）三大营养素膳食结构不合理

1. 碳水化合物及蛋白质摄入不足

腹膜透析患者普遍存在食欲减退、消化功能障碍，造成碳水化合物及蛋白质摄入较少，是营养不良产生的主要原因之一。

2. 脂肪摄入不足

针对腹透患者的脂肪含量摄入，指南推荐为 20% ～ 30%，而热量摄入不足是导致腹透患者低蛋白血症的独立危险因素。脂肪是供热的重要来源，适当增加油脂的摄入，尤其是增加不饱和脂肪酸的摄入，有利于热量达标、维持良好的营养状况，但要密切监测血脂的变化。

（二）透析时蛋白质的丢失

一是进行腹膜透析换液过程中存在大量蛋白质丢失。我国最近的一项研究表明，腹透患者平均每天从透析液中丢失的蛋白量为 5g，且长期腹透、高腹膜转运、高血尿素氮和男性是腹透液蛋白质高丢失的危险因素。二是由于部分透析患者存在基础肾脏病如糖尿病肾病、膜性肾病、狼疮性肾炎等，仍残余部分肾功能，因此可有大量蛋白质从尿中排出。

（三）内分泌紊乱

尿毒症时胰岛素的三种成分（C肽、前胰岛素及胰岛素）水平升高，而部分患者骨骼肌胰岛素受体减少和结合缺陷，因此胰岛素相对不足，导致患者糖耐量降低。同时，肾小球滤过率降低，胰高血糖素水平升高，引起糖代谢紊乱。尿毒症患者可伴有甲状腺功能减退，可产生各种类型的甲状腺功能减退症及低 T_3 综合征，引起机体代谢紊乱，出现营养不良。同时，尿毒症患者维生素和微量元素的不足，影响蛋白质、葡萄糖、脂肪的代谢，使患者的营养不良进一步加重。可见，胰岛素抵抗、高胰高血糖素血症、对生长激素（GH）和胰岛素样生长因子不敏感等造成的内分泌紊乱是导致透析患者蛋白质合成减少和分解增加的重要因素。

（四）炎症

腹透患者肠道内的毒素的吸收，糖基化终末产物（AGEs）等促炎症物质的潴留，生物不相容性透析液对腹膜的刺激，机体免疫力低下并发感染等都能引起机体炎症反应。

炎症通过多种不同机制导致机体营养不良：

（1）通过活化 ATP-泛素-蛋白酶体水解复合通路途径促进蛋白质水解和肌肉蛋白分解。

（2）炎症状态时，高水平肿瘤坏死因子-α（TNF-α）、IL-1β 和 IL-6 等炎症因子可引起患者厌食、瘦素水平增高和分解代谢加快。

（3）一项日本研究表明，老年人血清 TNF-α 和炎症与胰岛素抵抗相关，尤其突出的是老年女性 TNF-α 与营养状态明显相关。

（4）另一种炎症介质糖基化终末产物与腹透患者脓毒症相关死亡有关。炎症还会引起心功能损伤导致残余肾功能降低从而影响患者的整体状况。

（5）炎症时静息能量消耗（resting energy expenditure，REE）明显增加，呈高代谢状态，导致营养不良，还引起心功能障碍，增加死亡率。

（6）某些隐匿性的感染如牙周炎可使机体处于炎症状态而常被忽略。

（7）此外，炎症导致食欲下降，摄入明显减少。

总之，炎症通过多种途径导致腹膜透析患者营养不良，且与之互为因果，最终产生营养不良-炎症复合体综合征，这可能为腹膜透析患者高心血管发病率和死亡率的重要危险因素。可见，炎症在腹透患者营养不良的发生中起着非常重要的作用。

（五）残余肾功能下降

近年来，残余肾功能（RRF）对透析患者的重要性已受到广泛的重视。因为除了可清除中、大分子物质外，还可清除小分子毒素和许多未知的毒素物质，因此残余肾功能在清除毒素方面较腹膜透析治疗本身的清除更为重要。据文献报道，当RRF>2mL/min，经肾排出的尿素、肌酐达45%以上，当RRF<2mL/min，经肾排出的尿素、肌酐不足15%。证实了RRF在维持透析效能方面起非常关键的作用。无尿患者的心血管疾病、营养不良的发生率明显高于有残余肾功能的患者。

三、营养不良的预防和治疗

（一）保证蛋白质和热量摄入

由于现有临床研究资料较少，且观察时间过短，透析患者最佳蛋白质营养摄入方案尚存争议，中国《慢性肾脏病蛋白质营养治疗专家共识》、NKF-K/DOQI、ESPEN等指南中透析患者营养治疗实施方案中蛋白质和热量的推荐表显示，腹膜透析患者每日热量摄入（DEI）为146.44kJ（35kcal）/（kg·d）。如果患者年龄超过60岁，则DEI为125.5～146.44kJ（30kcal）（kg·d）；每日蛋白质摄入（DPI）为1.0～1.2g/（kg·d）。热量小于推荐量80%或蛋白质小于推荐量90%为摄入不足。对于我国腹透患者来说，每日0.8～1.2g/kg的蛋白质摄入可能较为合适，患者在每天透析剂量6～8L的情况下即能维持透析充分及营养良好状态。腹膜透析患者饮食要求应达到：

（1）选择高生物价蛋白质，占60%以上，主要是动物蛋白如瘦肉、牛奶、鸡蛋等。

（2）摄入足够的碳水化合物。

（3）鼓励患者摄入含不饱和脂肪酸多的植物油，以利于降低胆固醇、甘油三酯。

（4）对有水肿、高血压和少尿者要限制食盐。

（5）适当补充水溶性维生素、锌，限制含磷高的食物。

（二）加强腹膜透析患者透析前、透析过程中的宣传教育

腹膜透析是居家进行透析治疗的方式。由于其治疗模式的特殊性，医务人员对患者整体治疗的依从性、理解水平、执行水平、居家生活方式、饮食方式及结构了解与指导是决定腹膜透析治疗成功的关键所在。因此，定期了解、指导、再培训患者，不断提高患者整体综合治疗水平是不断提高患者透析充分性、改善患者营养状态、降低透析并发症的核心环节。应定期每月对患者进行 1 次包括电话在内的指导与随访。

（三）积极治疗合并症，改善炎症状态

腹膜透析患者的营养不良并非由一个单一的疾病造成，常与急慢性全身或局部感染、消化系统疾病、心血管疾病、糖尿病等内分泌疾病相关，因此积极治疗合并症，将血糖、血压、血脂控制在合理范围内，对患者意义重大。

（四）充分透析

充分透析一方面可以有效清除腹膜透析患者体内的尿毒症毒素，减轻胃肠道症状，改善食欲、纠正酸中毒及代谢紊乱，明显改善患者的营养状况；另一方面可以有效地达到容量平衡状态。因为容量负荷过多是引起腹膜透析患者营养不良发生的重要原因之一，充分透析临床上要达到：

（1）无毒素蓄积症状　无恶心、呕吐、失眠、下肢不适综合征等。

（2）无水分蓄积症状　无高血压、心力衰竭、水肿等。

（3）营养状况良好　血清白蛋白≥35g/L、SGA 正常、无明显贫血、饮食蛋白质摄入佳等。

（4）保持酸碱、电解质平衡　无酸中毒和电解质紊乱，钙磷代谢平衡。

根据美国 K/DOQI 指南推荐标准及我国专家共识推荐标准，透析充

分性总 Kt/V ≥ 1.7，并且须针对每一个腹膜透析患者的特点，制订个体化透析方案。

（五）复方 α- 酮酸制剂的应用

在透析治疗期间加用 α- 酮酸，可补偿透析时通过腹膜丢失的氨基酸，以减少蛋白质分解代谢，维持氮平衡，防止蛋白质营养不良。此外，复方 α- 酮酸制剂含有钙离子，具有结合磷的作用，可以在透析患者并不限制蛋白质饮食及磷酸盐的情况下降低血磷及甲状旁腺激素水平。

（六）纠正酸中毒

纠正代谢性酸中毒有助于腹膜透析患者改善蛋白质、氨基酸和骨骼代谢，改善营养状况。因此，维持体内碳酸氢根浓度在 22mmol/L 以上对于患者营养状况的改善是有益的。

总之，对于腹膜透析患者出现营养不良问题，应从多方面进行综合分析及评估以制订合理的治疗方案，减少各种并发症的发生，从而达到提高患者生活质量和生存率的目的。

第六节　腹膜透析患者钙磷代谢紊乱评估及治疗

一、钙磷代谢紊乱

钙磷代谢紊乱是腹膜透析患者常见的并发症，主要表现为高磷血症、低钙或高钙血症、继发性甲状旁腺功能亢进症及血管钙化。慢性肾衰竭时肾脏合成活性维生素 D_3 减少和磷排泄障碍，导致维生素 D_3 缺乏、低钙和高磷血症，刺激甲状旁腺增生，形成继发性甲状旁腺功能亢进症；而甲状旁腺激素（PTH）的溶骨作用又导致高钙和高磷血症。上述矿物质和内分泌代谢紊乱共同引起肾性骨病。此外，大量研究证实钙磷代谢紊乱还与心血管疾病和死亡率密切相关，为此提出了矿物质和骨代谢异常

（mineral and bone disorder，MBD）的概念：由肾功能下降引起的矿物质和骨代谢异常的系统性病变。MBD包括：

（1）钙、磷、iPTH和维生素D代谢异常。

（2）骨转换、骨矿化、骨容积、骨线性生长或骨强度的异常。

（3）血管或其他软组织的钙化。

二、钙、磷的吸收、排泄

成年人食入含蛋白质丰富的食物时则钙的吸收增加。钙的吸收量与机体的需要量是相适应的，当缺钙时肠道吸收钙的速度增加，而当体内钙过多时，则吸收速度降低。摄入的钙85%从粪便排出，15%从肾排出（图3-8）。从肾小球滤过的钙有98%被重吸收，因此从尿中排泄不多，尿中钙的排泄量受下列因素的影响：①钙的摄入量；②肾脏的酸碱调节功能；③甲状旁腺激素的分泌量。甲状旁腺激素可升高血钙水平，降低血磷水平，是由于此激素促进肾小管对钙的重吸收，而抑制对磷的重吸收。

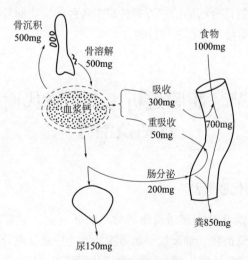

骨沉积
500mg

骨溶解
500mg

食物
1000mg

血浆钙

吸收
300mg

重吸收
50mg

700mg

肠分泌
200mg

粪850mg

尿150mg

图3-8　人体中钙的周转

磷的吸收部位也在小肠的上段。当肠内酸度增加时磷酸盐的吸收增加。钙、镁、铁等离子的磷酸结合成不溶性盐时，不易吸收。故当血钙升高时肠内钙浓度增加，从而妨碍磷的吸收。摄入的磷从粪与尿中排出，后者占 60%。

三、钙磷代谢紊乱的评估

腹膜透析患者钙磷代谢紊乱的评估需要定期检测以下指标：

1. 血清钙、磷

每 1～3 个月检测 1 次。治疗靶目标值范围：血清校正钙 2.10～2.54mmol/L（8.4～10.2mg/dL），血清磷 1.13～1.78mmol/L（3.5～5.5mg/dL）。校正钙公式常用于纠正白蛋白的影响。CKD 患者常常伴有低白蛋白血症。当血清白蛋白＜40g/L 时，建议采用校正钙。虽然血钙不能反映骨骼内的病变过程，但根据血钙浓度可以推测骨病变类型。高转化性骨病和混合型骨病时血钙低于正常，但低转化性骨病血钙正常或偏高。正常范围以外的钙、磷水平视为异常，临床评估时应综合考虑血清钙和磷的水平，不能单纯用钙磷乘积的结果来指导治疗。

2. 甲状旁腺激素

每 3～6 个月检测 1 次。治疗靶目标值范围：血清 iPTH 150～300pg/mL。血清 iPTH 可用于预测骨转化类型：iPTH＞450pg/mL 预示高转化性骨病，iPTH＜65pg/mL 预示低转化性骨病，iPTH 水平中度升高预示正常转化性骨病。

3. 碱性磷酸酶（AKP）

每 12 个月检测 1 次，在 iPTH 水平升高时要增加检测频率。正常参考值为 25～90U/L。AKP 检测配合 iPTH 检测能帮助临床推断骨病性质：AKP＞正常水平 2 倍，不可能为低转化性骨病；AKP 正常，不可能为高转化性骨病。

4. 血清 1,25（OH）$_2$D

临床实践中，需要根据患者的基线水平和治疗方法决定检查时间和频率。血清 1,25（OH）$_2$D 是维生素 D 的活性形式，半衰期仅 4～6h。高效液相色谱是检测 1,25（OH）$_2$D 的"金标准"，25（OH）D<15ng/mL（37nmol/L）与多种疾病相关。低 25（OH）D 水平与正常人和 CKD 患者的病死率升高有关。建议 25（OH）D<15ng/mL 为维生素 D 缺乏，≥15ng/mL 且＜30ng/mL 为维生素 D 不足。

5. 骨化二醇

根据基线水平和治疗干预措施决定重复检查的频率。血清骨化二醇应＜ 80nmol/L（30ng/mL）。

6. 骨活检

骨活检是诊断肾性骨病的金标准，有条件的单位可以开展。骨活检指征：病因不明的骨折，高钙血症，低磷血症，持续性骨痛，疑诊铝中毒以及使用双膦酸盐治疗 MBD 之前等。

7. 骨密度

不建议常规进行骨密度测定。透析患者与普通人群不同，骨密度不能预测骨折风险，也不能预测肾性骨营养不良的类型。

8. 血管钙化

检测频率：建议每 6 ～ 12 个月进行一次心血管钙化的评估。建议使用侧位腹部 X 线片或腹部 CT 检测是否存在血管钙化，使用超声心动图检测是否存在瓣膜钙化。对于明确存在生化异常或治疗方案调整的患者，需要合理增加检测频率来监测变化趋势、治疗的效果及不良反应。

四、钙磷代谢紊乱的治疗

腹膜透析患者钙磷代谢紊乱的治疗重点是维持血钙水平和纠正高磷血症，并控制甲状旁腺激素在目标值范围。

1. 维持正常血钙水平

腹膜透析患者建议血清校正钙维持在正常范围（2.10 ～ 2.54mmol/L），尽量保持在正常范围的低限。血清钙异常是 CKD-MBD 患者常见的临床表现之一。CKD 患者由于钙摄入不足，活性维生素 D 缺乏影响钙的吸收，以及骨骼对甲状旁腺激素脱钙作用的抵抗，常常出现低钙血症。低钙血症是导致继发性甲状旁腺功能亢进症和肾性骨病的重要因素。

（1）低钙血症的治疗　血清校正钙＜ 2.10mmol/L 且 iPTH 高于靶目标值，或者有低钙临床表现的患者给予口服钙制剂或维生素 D 治疗，常用碳酸钙或醋酸钙口服治疗。

（2）高钙血症的治疗

① 减少或停用钙剂和维生素 D 制剂；②使用生理性钙腹膜透析液，

钙离子浓度为 1.25mmol/L；③降钙治疗：使用降钙素或二膦酸盐治疗，治疗前建议骨活检明确诊断。

2. 高磷血症的治疗

CKD 患者常伴发高磷血症。肾脏对磷滤过下降导致磷在体内潴留是 CKD 患者发生高磷血症最根本的原因，建议降低血清磷水平，维持血清磷在 1.13～1.78mmol/L。CKD 患者长期高磷血症可导致继发性甲状旁腺功能亢进症、MBD，还是心脏瓣膜、血管和软组织等转移性钙化的始动因素，也是透析患者死亡的独立危险因素。

（1）饮食控制　磷的主要来源是饮食，因此控制饮食中磷的摄入非常重要。①限制每日饮食磷的摄入量在 800～1000mg。②选择适当的蛋白质种类与来源，蛋白质与磷摄入之间必须达到平衡。③限制含磷添加剂的摄入。食品添加剂在日常生活中广泛使用，磷是食品防腐添加剂的主要成分之一，常见的食物来源有：饮料、加工类肉制品、谷物、速食食品、速溶食品、快餐等。④改变烹饪方式，用煮的方式可以更好地去除食物中的磷。

（2）磷结合剂治疗　饮食控制后血磷仍不达标，则需使用磷结合剂治疗。常用含钙的磷结合剂（碳酸钙或醋酸钙），进餐同时口服；但如果存在持续或反复的高钙血症、动脉钙化、动力缺失性骨病或持续低 iPTH，则应限制含钙的磷结合剂的使用，推荐应用盐酸司维拉姆或碳酸镧；避免长期使用含铝的磷结合剂，当血磷 > 2.26mmol/L（7.0mg/dL）合并高血钙时，可短期（4 周内）服用，但应密切意铝中毒的发生。

（3）增加腹膜透析对磷的清除。

3. 控制血清甲状旁腺激素在目标值范围

首先尽可能纠正高磷血症和低钙血症。

纠正了以上因素后仍存在持续高 iPTH 时应给予骨化三醇治疗，iPTH 目标值：150～300pg/mL。治疗方案：小剂量维持治疗适合轻度甲状旁腺功能亢进症患者，0.25μg 每日睡前口服。冲击治疗适合重度患者：iPTH 300～500pg/mL，每次 1.0～2.0μg；iPTH 500～1000pg/mL，每次 2.0～4.0μg；iPTH > 1000pg/mL，每次 4.0～6.0μg，均每周 2 次口服。对于高钙血症患者，推荐减量或停用骨化三醇，如 iPTH < 150pg/mL，

骨化三醇应减量或停用。腹膜透析患者动力缺失性骨病的发病率可高达60%以上，一个重要原因是骨化三醇治疗导致的甲状旁腺过度抑制，因此在治疗过程中监测 iPTH 并及时调整治疗剂量十分重要。

4. 甲状旁腺切除术

严重甲状旁腺功能亢进症患者药物治疗无效时（iPTH > 800pg/mL），主要是指维生素 D 药物治疗抵抗，持续高钙或高磷血症，持续高 PTH，建议行甲状旁腺次全切除术。该术可以有效降低 PTH、血钙和血磷，改善患者的生存质量。

第七节　居家腹膜透析处方调整

通过调整腹膜透析处方及合理的一体化治疗，实现腹透的充分性，并最大限度地保护残余肾功能，使患者达到最佳预后和最优生活质量。

一、腹膜透析处方调整的目标

腹膜透析处方调整的目标是实现最佳的溶质清除和液体平衡。肾脏和腹膜的小分子溶质清除率目标值是每周 Kt/V ≥ 1.7。当目标未达到时，必须监测容量负荷、尿毒症症状和营养不良情况，适当调整腹膜透析处方，维持液体平衡对改善患者预后至关重要。

二、腹膜透析处方调整的依据

对于维持性腹膜透析患者，调整腹膜透析处方的依据包括腹膜转运特性、残余肾功能、腹膜透析剂量、患者的临床状态。

1. 腹膜转运特性

腹膜平衡试验（PET）的动态观察：腹膜透析开始 2 ～ 4 周后须进行PET，此后每 6 个月重复 PET。必须在稳定的腹膜透析状态下进行 PET，如有腹膜炎或肺部感染，应在控制后至少 4 周进行。在出现不能解释的超滤量下降、持续容量超负荷或血压上升时，限制水钠摄入的同时仍需增加高糖透析液以增加超滤。

根据腹膜转运特性调整透析处方：高转运患者应缩短透析液留腹时间或采用 APD，平均转运患者适合 CAPD、APD，低转运患者应适当增加透析剂量或者较大剂量的 APD 治疗。动态观察 PET 有助于及时调整透析处方，实现透析充分性。

2. 残余肾功能

研究证据表明残余肾功能与生存率相关。定期评估残余肾功能，及时了解肾脏对溶质和水分的清除状况，有助于保持体液容量正常及清除中小分子物质，有助于调整透析处方，使患者达到充分透析。残余肾功能下降的主要原因：原发病的影响、肾毒性药物的使用、容量状态的不稳定、感染、高血压以及过多应用高渗透析液。

残余肾功能下降时透析处方的调整：在给予初始的经验性治疗后，密切观察肾脏在水分清除和溶质清除方面的下降情况，及时评估透析充分性，逐步增加透析剂量和透析次数，以弥补残余肾功能的下降。一般在有残余肾功能的情况下，应定期监测残余肾清除率。

3. 腹膜透析剂量

根据 PET 结果，再结合残余肾功能，及时调整透析剂量。

4. 临床状态

腹膜透析处方的调整与腹透充分性密切相关，但是透析充分性的临床评估可能与溶质清除指标不完全一致。

如果患者临床没有尿毒症的症状及体征，自我感觉及营养状况良好，无高血压和贫血，无明显代谢性酸中毒和电解质紊乱的表现，而且溶质清除达到目标值，那么该患者就处于透析充分的状态，透析处方的制订是合理的；如果患者的临床各项指标评估良好，但溶质清除未达到目标值，那么应监测患者的尿毒症临床症状及相关检查结果，包括营养、贫血、电解质等，必要时增加透析剂量，以达到溶质清除目标；如果患者临床出现了恶心、呕吐等尿毒症的症状和体征，而透析剂量已达到目标值，在排除了治疗的依从性、检查方法的准确性、炎症状态、器质性疾病等相关因素后，可以考虑调整透析处方，增加患者的腹膜透析剂量。

三、腹膜透析处方调整的方法

1. 透析处方的调整与溶质清除

CAPD 患者需要增加溶质清除率时，可考虑增加每次交换的腹膜透析液剂量，增加每次交换的留腹时间，增加腹膜透析液交换次数，增加腹膜透析超滤量。

APD 患者需要增加溶质清除率时，可考虑增加每次夜间交换的腹膜透析液剂量，增加每次夜间交换的留腹时间，增加日间换液次数及留腹剂量，增加腹膜透析超滤量。

将标准的 CAPD 转换为大剂量的 APD 治疗，也可能增加溶质清除率。

2. 透析处方的调整与水分清除

腹膜透析患者达到容量控制的方法：限制水钠摄入，保护残余肾功能，有尿患者可适量应用袢利尿药等。

增加腹膜透析水分清除，应评估导管功能，排除导管机械性原因导致的超滤功能下降，如导管堵塞、移位、扭曲等；评价超滤量及 PET，如改良版 PET 结果显示 4h 后超滤量低于 400mL 可诊断为超滤衰竭；缩短腹膜透析液的留腹时间可以增加超滤量，但需兼顾溶质清除的充分性，许多溶质特别是中分子溶质的清除与腹膜透析液的留腹时间成正比；增加腹膜透析液交换次数；增加高渗透析液或艾考糊精透析液的应用，注意避免增加高浓度葡萄糖的使用，以减少其对患者的腹膜、代谢、体重和心血管疾病的不利影响。

对于高转运的腹膜透析患者，可以改用 APD 治疗。

四、腹膜透析处方调整的注意事项

当患者表现为透析不充分时，根据总溶质清除率调整腹膜透析处方时应关注以下情形：

（1）腹膜透析是一种居家治疗方式，应考虑未依从透析处方是否为导致透析不充分的原因。如患者平时治疗依从性不良，而留取 24h 标本进行评估时依从透析处方，那么评估就会存在偏倚。

（2）标准的 CAPD 治疗方案存在留腹时间不当（高转运者应缩短留

腹时间），未根据残余肾功能的丢失增加透析剂量，留腹剂量不当，多次快速进行透析液交换，透析液的浓度选择不当导致超滤量不足。

（3）当调整透析剂量的目的是增加总溶质清除率时，最佳方案是增加留腹容积，而不是增加交换次数。对于平均腹膜转运功能的患者来说，增加交换的次数会导致留腹时间缩短、效率下降。

（4）对于使用透析机进行治疗的患者，引流时间过长（≥20min）增加了患者使用透析机的时间，可能限制了透析液交换次数。对于平均转运的患者，留腹时间十分关键，也有可能留腹时间过短，因而降低了透析的效率。APD 日间未留腹（干腹而不是湿腹），未能增加总的透析剂量也可以导致透析不充分。使用透析机的患者每晚平均透析时间为 9～10h，因此日间留腹时间长达 14～15h（长于标准的 CAPD 患者夜间留腹时间），此段时间内弥散作用停止，重吸收开始而降低了清除率。因此，对于这些患者进行一次日间换液，能够有效增加清除率和超滤量，使用其他替代渗透压物质如葡聚糖透析液，其能够在长时间留腹期间维持超滤量，这样可以不使用高糖透析液而维持较好的清除率和超滤。

（5）当从标准的 CAPD（长时间留腹方案）改为使用透析机治疗（短时间留腹方案）时，需要注意尿素和肌酐的转运率不同，以及这些不同对于患者总清除率的影响。尿素的转运快于肌酐，因此，如果总的溶质清除率目标值以尿素动力为模型，从长时间留腹改为短时间留腹，如果保证 Kt/V 值不变，肌酐的清除率就可能降低；相反，如以 Ccr 为总溶质清除率的目标值，保持 Ccr 不变，就可能使 Kt/V 值不变甚至升高。因而了解患者的腹膜转运功能特点有助于避免此问题出现。

（6）增加腹腔内压可能导致并发症，腹腔内压力的增加与腹腔内液体容积的增加量呈线性关系，对于任何灌入容积来说，都是仰卧位时腹腔内压最低。腹腔内压力增加可以引起腹壁紧张，增加腹壁薄弱处疝形成的可能性，研究证实疝发生率为 10%～20%。应告知患者避免进行增加腹壁压力的活动，如举重物。从理论上来说，增加腹腔内液体容积，可以弥补残余肾功能的丢失，但疝形成的可能性随之增加。

透析剂量会影响患者的临床预后，并与饮食蛋白质摄入相关。对透析充分性进行评估，包括监测检验参数；对患者临床症状进行评估，包括血压控制、贫血治疗、骨病和其他的临床合并症等。透析不充分可导致临床出现尿毒症症状，虽然开始是潜隐的，但可能是不可逆的，给预后带来负面影响。为了预防出现这些情况，应尽可能提供严密监测、最佳治疗。监测透析剂量很重要，以使透析处方的改变是有预见性的而不是被动的。对于小分子溶质清除率存在一个"最小"剂量，为了取得最好的临床效果与预后，达到这一剂量十分重要，但这一策略并不能改善其他透析充分性参数，如中分子溶质清除率等。

第八节　居家腹膜透析相关非感染并发症的处理

腹膜透析是终末期肾病患者肾脏替代治疗方法之一。因腹膜透析血流动力学影响小，能连续稳定地清除体内毒素，有效维持体内电解质平衡，更好地保护残余肾功能，并且腹膜透析易操作，可居家治疗，能提供更好的生活质量，越来越多的终末期肾病患者将腹膜透析作为肾脏替代治疗的首要选择。尽管腹膜透析有诸多优势，但伴随腹膜透析进行而出现的各类并发症是影响患者疗效及生活质量的重要因素。

腹膜透析相关非感染并发症主要分为：导管功能障碍；腹压增高引起的疝、渗漏等；糖、脂代谢紊乱；腹膜功能衰竭；营养不良；心血管并发症；钙磷代谢紊乱等。

一、腹膜透析导管尖端移位

1. 原因

① 导管置入位置偏高，导管生理曲度作用，皮下隧道方向偏移；②患者活动少；③肠道功能紊乱，腹泻或便秘；④腹腔内脏器挤压或粘连等。

2. 诊断

指导管尖端向上移出真骨盆，表现为腹膜透析液引流困难。行腹部X线平片可以确诊。

3. 预防

① 使用直 Tenckhoff 导管、低位置入，运用王氏钳辅助导管固定、

腹腔镜下使用直肌鞘管插入腹膜透析导管和选择性网膜固定术等方式；②避免肠蠕动异常及腹腔压力增高；③积极治疗慢性肠炎，及时纠正肠功能紊乱；④多食用蔬菜，多活动，保持大便通畅。

4. 治疗

①适当增加活动。②使用轻泻剂，保持大便通畅。③手法复位：患者取卧位，放松腹肌，根据腹膜透析导管漂移在腹腔的位置设计复位路径，由轻到重在腹壁上通过按、压、振、揉等手法使腹膜透析导管回位。该法仅对部分无网膜包裹的导管漂移有效。④若无效，需手术重新置管。

但若未影响引流者，可暂不处理，继续观察。

二、腹膜透析导管堵塞

1. 原因

① 血块、纤维蛋白凝块、脂肪球阻塞；②大网膜包裹，腹膜粘连；③导管受压扭曲。

2. 诊断

（1）临床表现　腹膜透析液单向或双向引流障碍，表现为：

① 腹膜透析液流出总量减少、减慢或停止，可伴或不伴腹痛。

② 堵管的临床表现差异很大，主要取决于堵管的部位。

a. 腹膜透析导管管腔堵塞：腹膜透析液灌入和流出时均不通畅。

b. 侧孔堵塞：腹膜透析液灌入时不受限制，而流出时始终不通畅。

c. 网膜包裹：灌入时速度减慢，同时可伴局部疼痛，疼痛严重程度与包裹程度相关。

（2）辅助检查　①必要时可行腹腔造影，显示腹腔局部造影剂浓聚；②其他，如腹部 MRI 检查等。

3. 预防

（1）鼓励患者早期下床活动，保持大便通畅。

（2）如有血性腹水，可在腹膜透析液或腹膜透析导管内加入含肝素盐水，避免血凝块阻塞。

（3）避免腹膜透析导管移位。

4. 治疗

（1）0.9% 盐水 50～60mL 快速、加压推入腹膜透析导管。

（2）如果怀疑纤维蛋白或血块堵塞导管，使用尿激酶封管。如尿激酶 1 万～2 万 U 加入生理盐水 5～10mL 推入腹膜透析导管中。

（3）使用轻泻剂，保持大便通畅并增加肠蠕动。

（4）加强活动。

（5）内科保守治疗无效者可考虑手术处理。

（6）如网膜较长，可进行网膜悬吊术或适当切除部分网膜。

（7）若在术中腹膜透析导管从隧道引出发生扭转时，可调整隧道中腹膜透析导管的角度和方向。

三、疝

1. 原因

（1）各种原因导致患者腹壁薄弱。

（2）手术置管时选用腹正中切口。

（3）腹直肌前鞘缝合不紧密。

（4）腹膜透析时腹内压升高，站立位，大容量透析液以及高渗透析液的使用。

（5）患者营养状况差，切口愈合不良。

2. 诊断

（1）临床表现　①腹壁局部膨隆，当腹膜透析液流入时，局部膨隆更明显。②如局部膨隆不明显，让患者站立或做一些增加腹部压力的动作则疝突出更明显。③如果没有嵌顿，一般可以回纳。④根据突出部位的不同，分为脐疝、切口疝、腹股沟疝、管周疝等。

（2）超声检查可区别管周疝和血肿、脓肿等肿块。疝呈固体表现，其他则呈液体表现。

（3）必要时行腹部 CT 可以明确并定位，见造影剂通过疝囊进入腹壁。

（4）腹股沟疝行超声或 CT 时应包括生殖器，以便与阴囊水肿鉴别。

3. 预防

（1）避免长时间咳嗽、负重、屏气等增加腹部压力的动作。

（2）选旁正中切口并严密缝合腹直肌前鞘。

（3）避免大容量腹膜透析液留置腹腔，除非病情必需。

（4）术前询问相关病史并做详细体检。如有疝，应在置管手术前加以修补。

4. 治疗

（1）一般需要外科手术修补。

（2）如果疝不能回纳或有疼痛，考虑嵌顿疝，需急诊手术。嵌顿疝有时会导致透壁性渗漏和腹膜炎，因此任何表现为腹膜炎的患者应及时检查是否存在嵌顿疝。

（3）外科修补时使用补片进行无张力缝合。

（4）外科修补后，尽可能降低腹腔内压以促进愈合。①如果患者有较好的残余肾功能，可以酌情暂时停止透析 2～4 周，其间密切观察患者的尿毒症症状和有无高血钾、酸中毒。②如需要透析，应取卧位，在 2～3 周内减少留腹容量：a. 有条件时可行自动化腹膜透析（APD），透析量根据患者手术前情况，从小剂量开始，逐步递增留腹容量；b. 低剂量的 CAPD 或 IPD；c. 仰卧位或半卧位腹膜透析以减少腹腔压力。

（5）如果患者太虚弱无法手术或拒绝手术，给予疝气带或腰带束腹并限制活动，无效并严重影响腹膜透析时可改行血液透析或者肾移植。

四、胸腔积液

1. 原因

（1）膈肌缺损　可以是先天性的，也可以是获得性的。

（2）腹腔内压力增加。

2. 诊断

（1）临床表现　①临床表现多样，从无症状到严重的胸闷、气短均可发生；②使用高渗透析液会增加腹内压从而使症状加重；③胸腔积液绝大多数出现在右侧。

（2）美蓝试验阳性。

（3）穿刺引流的胸腔液体葡萄糖浓度远高于血糖浓度。其他呈漏出液特点。

3. 预防

（1）避免长时间咳嗽、负重、屏气等增加腹部压力的动作。

（2）避免大容量腹膜透析液留置腹腔，除非病情必需。

4. 治疗

（1）如影响呼吸，应暂停腹膜透析，必要时行胸腔穿刺引流液体。

（2）有条件时可手术修补膈肌或使胸腔闭塞（胸膜固定术）。

（3）极少数情况下，透析液本身作为一种刺激物，可引起胸膜粘连固定，患者在1～2周后可恢复腹膜透析。

（4）腹内压较低的腹膜透析（卧位、低容量）可避免复发。

上述治疗无效者可考虑改行血液透析或肾移植。

五、渗漏

（一）管周渗漏

1. 原因

（1）置管时腹膜荷包结扎不严密或损伤腹膜透析导管。

（2）腹膜透析液注入腹腔后导致腹内压升高。

2. 诊断

（1）临床表现　①液体从管周流出；②腹膜透析液注入时尤为明显；③常发生在导管置入手术后。

（2）渗透液生化检查葡萄糖浓度明显高于血糖。

3. 预防

（1）手术时荷包结扎紧密，可采用双重结扎，并注意避免损伤腹膜透析导管。

（2）置管手术后休息1～2周开始透析。如其间必须透析，小剂量半卧位腹膜透析。

4. 治疗

（1）引流腹膜透析液，放空腹腔，停止透析至少24～48h。腹腔放空腹膜透析液的时间越长，渗漏治愈的机会越大。

（2）避免在渗漏的出口部位进行结扎，以免液体进入周围的皮下组织。

（3）如果其间患者需要透析，可先血液透析过渡。

（4）经过腹腔休息后大多数轻度的渗漏可自愈，如果仍存在，应拔除导管在其他部位重新置管。

（5）加强支持疗法。

（二）腹壁渗漏

1. 原因

（1）腹膜存在先天性或后天性缺陷。

（2）手术时荷包结扎不紧，腹膜透析液渗出进入腹壁。

（3）手术后合并有导致腹腔压力增高的因素。

2. 诊断

（1）临床表现　①腹膜透析液流出量减少伴体重增加；②腹壁局限性隆起水肿或皮下积液；③引流的腹膜透析液量常低于注入的量，常易被误诊为超滤衰竭；④站立时体检会发现腹壁不对称，但需注意有的患者腹壁本身松垂，加上该侧皮下有腹膜透析导管，可能略有突出。

（2）腹部 CT 和（或）MRI 有助于明确渗漏部位。通常腹膜透析液渗到腹壁的组织中会导致体重增加。

（3）腹壁渗漏可发生在早期，也可发生在晚期。当患者出现流出液量减少同时伴有体重增加、腹壁突出而临床无明显水肿时应考虑腹壁渗漏。

3. 预防

（1）手术时荷包结扎紧密。

（2）置管后休息 1～2 周开始透析。如其间必须透析，小剂量半卧位腹膜透析。

（3）避免长时间咳嗽、负重、屏气等增加腹部压力的动作。

（4）减少大容量腹膜透析液留置腹腔，除非病情必需。

4. 治疗

（1）常需要仰卧位透析。

（2）透析时减少透析液留腹容量和透析剂量或血液透析治疗。

（3）上述方法无效时进行外科修补。

六、脏器穿孔

（一）肠管穿孔

1. 原因

既往腹部手术史可能导致腹腔内粘连的形成，发生肠穿孔的风险更大。

2. 诊断

（1）临床表现不一，当出现腹膜炎，透析后严重水样腹泻，导管中有疑似粪便物质，导管从肛门突出等情况时应严重怀疑肠穿孔，部分患者可表现为无症状性肠穿孔。

（2）怀疑穿孔时，可使用结肠镜检查、X线、CT扫描等明确诊断。

3. 治疗

（1）目前尚无最佳的治疗方式，支持治疗包括拔除导管、禁食，抗生素治疗，全静脉营养、卧床休息、转行血液透析等。

（2）手术治疗包括剖腹探查修复穿孔，内镜下夹闭缝合穿孔等。

（3）部分肠穿孔可以自愈，所以在考虑手术探查之前，可以先尝试保守治疗，无效时再行手术治疗。

（二）膀胱穿孔

1. 原因

（1）膀胱穿孔是非常罕见的并发症，多见于糖尿病患者，可能与潜在的糖尿病神经源性膀胱或膀胱病变有关。

（2）腹部手术史、腹腔粘连、术前未排空膀胱可使发生膀胱穿孔的风险增加。

2. 诊断

（1）在进行透析期间患者主要表现为腹部不适和尿急，且随着透析液的增加，尿量明显增加，尿检呈葡萄糖阳性。

（2）膀胱镜有助于诊断膀胱穿孔，且可在膀胱镜下移除导管并闭合瘘口。

3. 预防

（1）置管术前排空膀胱，必要时插入导尿管可减少膀胱穿孔的风险。

（2）对于高危患者，进行腹腔侵入性操作时应进行膀胱检查。

七、会阴部水肿

1. 原因

（1）腹膜透析液通过未闭的鞘突到达睾丸鞘膜，引起鞘膜积液，也可以穿过睾丸鞘膜引起阴囊壁水肿。

（2）腹膜透析液通过腹壁的缺失，沿着腹壁前方下行引起包皮和阴囊的水肿。

2. 诊断

（1）临床表现　腹膜透析液注入后出现会阴部疼痛伴肿胀。

（2）腹部 CT 检查明确诊断。

3. 治疗

（1）暂停腹膜透析，卧床并抬高患处。

（2）手术缝合缺失部位。

（3）如果必须透析，可改为临时血液透析或采用低剂量 CCPD 卧床透析。

八、出血

1. 原因

（1）凝血功能障碍。

（2）使用抗凝血药。

（3）术中不慎损伤腹壁动脉及其分支。

（4）腹腔有粘连时放入腹膜透析导管，损伤血管。

（5）女性月经期血液渗透至腹腔。

2. 诊断

临床表现与出血部位有关，可出现腹壁血肿或血性透出液。

3. 预防与处理

（1）术前评估凝血状态和预防凝血。

（2）术前停用抗凝血药。

（3）手术中避免损伤腹壁血管。

（4）如有血性透出液，用 0.5 ～ 1L 生理盐水或腹膜透析液冲洗。

（5）伤口或出口处出血时压迫止血。

（6）大出血需外科手术处理。

（7）如与经期有关，无需特殊处理，会自行好转。

九、糖、脂代谢紊乱

1. 原因

（1）目前常用的腹膜透析液以葡萄糖为渗透剂，腹膜透析液留腹后葡萄糖通过腹膜被人体吸收。①腹膜透析液糖浓度越高，葡萄糖吸收越多；②腹膜高转运患者，葡萄糖吸收较多；③ CAPD 平均每天吸收葡萄糖 100 ～ 200g（400 ～ 800kcal），这些热量使透析患者体重增加。

（2）长期治疗增加糖负荷，导致胰岛素分泌增加以及胰岛素抵抗，产生脂代谢紊乱。

（3）代谢综合征以及脂肪组织的促炎症因子是心血管疾病的危险因素，也是肥胖患者预后差的一个原因。

2. 诊断

（1）高血糖　空腹血糖 ≥ 7.0mmol/L，或餐后血糖 ≥ 11.1mmol/L，HbA1c>6.5%。

（2）高脂血症　胆固醇 ≥ 5.72mmol/L，甘油三酯 ≥ 1.7mmol/L，低密度脂蛋白（LDL）≥ 2.56mmol/L（100mg/dL）。

（3）高血压　平静状态下，血压 ≥ 140/90mmHg。

（4）肥胖　肥胖诊断标准目前尚不统一。①世界卫生组织标准：体重指数（BMI）≥ 25kg/m^2 为超重，≥ 30kg/m^2 为肥胖；②亚太地区（肥胖和超重的诊断标准专题研讨会）标准：BMI ≥ 23kg/m^2 为超重，≥ 25kg/m^2 为肥胖。

对于腹部肥胖患者，男性腰围大于 90cm，女性腰围大于 80cm。

（5）代谢综合征　美国 NCEP-ATP Ⅲ 于 2001 年制定的标准为下列 5 项危险因素中的 3 项或以上：①腹部或中心肥胖：男性腰围 >102cm，女

性腰围 >88cm；②高甘油三酯：甘油三酯 ≥ 1.7mmol/L（≥ 150mg/dL）；③低高密度脂蛋白胆固醇（HDL-C）：男性 HDL-C<1.03mmol/L（<40mg/dL），女性 HDL-C<1.29mmol/L（<50mg/dL）；④高血压：血压 ≥ 130/85mmHg 或抗高血压治疗；⑤空腹血糖增高：空腹血糖 ≥ 6.1mmol/L（≥ 110mg/dL）。

3. 预防与治疗

（1）定期检查血糖和血脂，及早发现糖、脂代谢异常。

（2）严格管理患者的水盐摄入以减少高渗透析液的需求。

（3）更换透析液种类，如多聚糖或氨基酸透析液。

（4）加强活动，增加机体对葡萄糖的消耗。

（5）限制高糖高脂饮食，但同时应保证能量的摄入，避免营养不良。

（6）降血糖　①在保证溶质清除和液体清除的前提下，尽可能使用低的透析剂量和低葡萄糖浓度透析液。②如为餐后高血糖，使用阿卡波糖 50 ～ 100mg。③空腹血糖升高和（或）伴有餐后高血糖，胰岛素皮下注射。a. 预混胰岛素每天 2 次，皮下注射；b. 如预混胰岛素比例不适合，则短效胰岛素 + 夜间中效胰岛素治疗。④部分患者可使用腹腔注射短效胰岛素中和腹膜透析液中的葡萄糖。

（7）降血压　①血压升高多与容量有关，应减少水、盐的摄入。a. 首先，减少水、盐的摄入。b. 其次，有残余肾功能的患者，使用袢利尿药（100mg/d），并注意监测电解质。c. 上述治疗无效，加强腹膜透析液超滤；减少腹膜透析液留腹时间，增加腹膜透析液浓度，使用艾考糊精透析液，采用 APD 模式。②使用降压药物。a. 优选 ACEI/ARB；b. 一般需联合使用 CCB、α 受体拮抗剂、β 受体拮抗剂和中枢降压药等药物控制血压。③目标血压在 130/80mmHg 以下。

（8）降血脂　①在糖尿病患者中，有效的血糖控制能明显缓解脂质紊乱，尤其是高甘油三酯。②脂质紊乱在腹膜透析患者中非常普遍，但治疗上尚缺乏循证医学证据。a. 低脂血症（营养不良）与患者死亡率升高显著相关；b. 非尿毒症患者高血脂与心血管疾病发生相关，降血脂可减少心血管事件发生；c. 腹膜透析患者中没有研究证明改善脂质紊乱能减少心血管事件发生。③ CKD 5 期患者出现下列情况需降脂治疗：a. 甘油三酯 ≥ 5.65mmol/L（≥ 500mg/dL）；b.LDL ≥ 2.56mmol/L（100mg/dL）；c. 当 LDL<2.56mmol/L（100mg/dL）时，甘油三酯 ≥ 2.26mmol/L（≥ 20mg/dL），

非 HDL ≥ 3.36mmol/L（130mg/dL）。④他汀类降脂药能明显降低总胆固醇和低密度脂蛋白，是腹膜透析患者首选的降脂药。⑤烟酸类降脂药能明显降低甘油三酯，但应从小剂量开始，用于高甘油三酯为主的患者。⑥服用降脂药期间，注意定期监测肝功能和磷酸肌酸激酶。

十、蛋白质丢失和营养不良

1. 原因

（1）腹膜透析时部分蛋白质透过腹膜从透析液中丢失，一般丢失量约为 0.5g/L（以 1 天 8L 计算，每天丢失蛋白质量约为 4g），严重者可多达 10g/d 以上。

（2）高转运和高平均转运患者的蛋白质丢失量较多。

（3）急性感染，如腹膜炎时蛋白质丢失量明显增高。

（4）腹膜透析患者营养不良分为 I 型营养不良和 II 型营养不良。①I 型营养不良：饮食蛋白质摄入过低导致的营养不良，患者通常不伴有严重的感染和炎症，蛋白质分解代谢较低，通过透析清除毒素和营养支持治疗会有明显好转。②II 型营养不良：感染、炎症造成的营养不良，通常伴有较多的合并症，蛋白质分解代谢高，饮食蛋白质摄入低或正常，透析和营养支持治疗效果较差。

2. 营养状况的评估

见本章第五节。

3. 营养不良的治疗

见本章第五节。

十一、腹膜功能衰竭

1. 原因

（1）非生理性腹膜透析液、尿毒症状态和反复发生腹膜炎。

（2）腹膜纤维化、血管生成和血管通透性增加从而导致清除毒素和超滤功能异常。

2. 腹膜超滤衰竭的分类、评估、治疗和预防

详见本章第四节。

十二、心血管并发症

1. 原因

（1）传统危险因素　年龄、体型、吸烟、性别、家族史、高血压、高血糖、饮食等。

（2）非传统危险因素　炎症、氧化应激、贫血、营养不良、钙磷代谢紊乱、高同型半胱氨酸血症、凝血相关因素、容量增多等与尿毒症相关的因素。

（3）腹膜透析患者中，葡萄糖经腹腔吸收导致糖代谢和脂代谢紊乱，增加心血管疾病的发生。

2. 危害

透析患者心血管并发症发生率很高，因心血管疾病引起的死亡高达正常人群的 20 倍以上，且心血管疾病是导致腹膜透析患者死亡的首要原因。

3. 预防

（1）生活方式改变，加强体育锻炼，多活动。

（2）低盐、低脂饮食。

（3）戒烟。

（4）控制高血压。

（5）纠正高血脂。

（6）控制高血糖。

（7）定期（每年）行颈动脉超声和心脏超声、心电图检查。

4. 治疗措施

（1）腹膜透析时注意纠正贫血、保持容量平衡、维持钙磷代谢平衡、纠正脂代谢紊乱和纠正炎症。

（2）如有心肌供血不足，药物扩张冠状动脉。

（3）行冠状动脉造影，如有冠脉狭窄，必要时行冠脉搭桥或支架。

十三、钙磷代谢紊乱

详见第三章第六节。

第九节　居家腹膜透析相关感染并发症的处理

腹膜透析相关感染并发症包括腹膜透析相关性腹膜炎、出口处感染和隧道感染，其中后两者统称为导管相关感染。腹膜炎是腹膜透析患者中最常见且严重的并发症，对患者的生活方式（家庭负担、经济负担）和生活质量（疼痛、失去尊严）有严重影响，也是造成腹膜透析技术失败和患者死亡的主要原因之一。

一、腹膜透析相关性腹膜炎

1.定义

腹膜透析相关性腹膜炎指患者在腹膜透析治疗过程中由于接触污染、胃肠道炎症、导管相关感染及医源性操作等原因造成病原菌侵入人体腹腔引起的腹腔内急性感染性炎症。

2.诊断标准

腹膜透析患者具备以下 3 项中的 2 项或以上可诊断腹膜炎：

（1）腹水浑浊、腹痛，伴或不伴发热。

（2）透出液中白细胞计数 $> 100 \times 10^6/L$，中性粒细胞比例 $> 50\%$。

（3）透出液培养有病原微生物生长。

3.鉴别诊断

当腹膜透析患者出现腹痛时首先应排除腹膜透析相关性腹膜炎，同时即使在确诊腹膜炎的情况下，也应排除急性胆囊炎、急性胰腺炎、急性阑尾炎、消化道溃疡 / 穿孔、肠梗阻、肾绞痛等其他可能引起腹痛的疾病。

4.透出液标本留取注意事项

怀疑腹膜透析患者发生腹膜炎时，应立即取透出液标本送检（以首袋出现浑浊的透出液最佳）进行细胞计数分类、革兰氏染色和微生物培养，留取过程中注意避免污染。若不能立即送检，透出液袋应存放于冰箱中冷藏。如 APD 患者就医时为干腹，需注入至少 1L 腹透液留腹 1 ～ 2h 再引流标本送检。

5.治疗

一旦腹膜透析相关性腹膜炎诊断明确应立即开始抗感染治疗，包括经验性治疗和追踪治疗。

（1）经验性治疗

① 抗生素的选择：腹膜透析相关性腹膜炎经验性治疗所选择的抗生素应覆盖革兰阳性菌和革兰阴性菌，并根据本地区常见的致病菌谱和药敏试验情况，结合患者既往腹膜炎病史选择药物。

针对革兰阳性菌可选用第一代头孢菌素或万古霉素；针对革兰阴性菌可选用第三代头孢菌素或氨基糖苷类药物。常用的经验性抗感染方案包括：a. 第一代头孢菌素 + 广谱抗革兰阴性菌药物；b. 万古霉素 + 广谱抗革兰阴性菌药物。

两种方案在多数情况下等效，但对于耐甲氧西林金黄色葡萄球菌（MRSA）所致腹膜透析相关性腹膜炎多见的中心，建议使用后者。

② 用药途径、用药方式及注意事项：腹膜炎时推荐腹腔内使用抗生素，可采用连续给药（每次腹膜透析液交换时均加药）或间歇给药（每天或每间隔若干天仅在 1 次腹膜透析液交换时加药）的方式，间歇给药留腹治疗需持续至少 6h。

研究表明两种给药方法均可获得有效的药物浓度，相较而言，间歇给药的优势在于用药次数少，每天只需加 1 次药，因为在每一次加药的过程中容易增加感染的风险。若自动化腹膜透析（APD）患者发生腹膜炎时可延长单次循环时间或暂时将透析模式转变为持续非卧床腹膜透析（CAPD），以满足抗生素留腹时间的要求。

如使用万古霉素，一般每次 1g、每 3 ～ 5 天给药 1 次可维持有效血药浓度，但建议对其进行监测。

长期使用氨基糖苷类抗生素可能具有耳毒性并影响残余肾功能，但短期（≤2周）腹腔内使用安全有效。当此类药物用于腹膜透析相关性腹膜炎的经验性抗感染治疗时，推荐用间歇给药方式且用药时间应少于3周，如有条件可监测血药浓度。

在同一袋腹透液中加入两种抗生素时，应注意是否存在配伍禁忌。万古霉素、氨基糖苷类抗生素和头孢菌素类药物混入一袋大于1L的透析液中是相容的，而氨基糖苷类与青霉素类抗生素存在配伍禁忌。任何需要混用的抗生素须分别用不同的注射器加入透析液中，且使用无菌技术配置抗生素。

（2）追踪治疗　在经验性治疗的基础上，可根据透出液培养和药敏试验的结果选用合适的抗生素。CAPD患者腹腔内使用抗生素的推荐剂量见附表4，APD患者腹腔内使用抗生素的推荐剂量见附表5。

二、出口处感染

1. 原因

主要原因有无菌技术掌握不全面、个人卫生差、导管局部皮肤污染严重，多见于革兰阳性菌感染。

2. 临床表现

导管出口处红肿、疼痛、出现脓性分泌物、周围皮肤红斑、结痂、出现肉芽组织等。一旦出口处出现脓性分泌物即可诊断，出口处周围皮肤红斑既可能是感染的早期表现，也可能仅为皮肤反应，出口处评分系统（见附表3）有助于鉴别。发生出口处感染时应进行分泌物涂片革兰氏染色和分泌物微生物培养以指导用药，微生物培养方法应涵盖需氧菌和厌氧菌。

3. 治疗

出口处感染主要以加强出口处换药为主，每天换药1～2次。操作过程严格遵守无菌操作原则，先用碘伏以出口处为圆心由内向外，避开出口处消毒3遍，再用生理盐水同法清洁3遍，最后用干净棉签擦干后，局部使用莫匹罗星软膏外涂，保持外敷料清洁干燥。如果经过换药处理后仍不能缓解症状，则可在专职人员的指导下口服抗生素

（见附表 6）。

三、隧道感染

1. 诊断

隧道感染是发生于腹膜透析导管皮下隧道周围软组织的感染性炎症，多由出口处感染进展而至，很少单独发生。其临床表现隐匿，可出现红斑、水肿或皮下隧道触痛等。隧道超声检查有助于评估隧道感染范围和疗效，为选择治疗方案提供依据。

2. 治疗

隧道感染的一般治疗参见出口处感染的治疗。难治性隧道感染通常需要拔管。

四、腹膜透析相关感染并发症的预防

腹透透析相关感染并发症的发生发展与生活环境和生活习惯密切相关，积极正确地预防对改善腹透患者的长期预后起着重要作用。终末期肾病患者在腹透开始时常有抑郁，据文献报道，25% ～ 50% 的腹透新患者患有抑郁，这是比较常见的心理现象。面对长期重复的操作，很多患者会缺乏信心。让患者建立良好的心理基础对掌握正确的腹透操作及严格遵守无菌原则有着积极意义。

1. 腹膜透析置管术前

（1）术前对患者进行宣教，告知患者避免发生腹膜透析相关感染并发症的重要性。

（2）完善置管术前准备，确定理想的出口位置，及时解除便秘等肠道问题。

（3）置管前预防性使用抗生素，通常静脉使用第一代或第二代头孢菌素 1 ～ 2g。

（4）鼻部细菌培养显示携带金黄色葡萄球菌者，可每天 2 次局部使用莫匹罗星软膏，每月进行 1 个疗程的治疗，为期 5 ～ 7 天。

2. 腹膜透析置管手术

（1）使用双涤纶套腹膜透析导管。

（2）置管术中避免损伤和血肿形成。

（3）建议隧道出口方向向下，出口为圆形，出口处组织应紧贴管壁周围，避免缝合出口处组织。皮下涤纶套应置于距离出口 2～3cm 处。

3. 腹膜透析置管术后

（1）出口处护理　①出口处护理的首要目的是预防导管相关感染及由此引起的腹膜炎。②置管术后应保持出口处干燥无菌直至完全愈合，通常需要 2 周，禁止盆浴和池浴。③培训患者进行常规的出口处护理，推荐使用安尔碘或氯己定等抑菌剂。④保持腹膜透析导管固定，避免牵拉和损伤出口处。

（2）加强患者健康宣教　①腹膜透析专职护士在患者培训中起主导作用，正确的培训可降低腹膜炎的发病率。②培训患者主要掌握无菌操作技术，尤其是正确的洗手方法，洗手后用干净纸巾完全擦干再开始腹膜透析换液操作。操作环境必须保持清洁，操作中应全程佩戴好口罩。配备紫外线灯，每天 2 次对透析操作房间进行消毒，做好清洁隔离工作。③培训患者具备及时发现接触污染并采取正确措施的能力。④对发生腹膜透析相关感染并发症的患者应检查其腹膜透析操作流程、出口处护理情况，及时发现问题，进行再培训。

4. 消化道疾病引起的腹膜炎的预防

腹泻和便秘是引发腹膜炎最主要的因素，饮食不卫生或进食隔夜食物可引起腹泻症状；便秘时肠道内的细菌可能穿透肠壁继而引发腹膜炎。所有腹透患者都应在培训期间了解避免腹泻及便秘的重要性，当出现消化道症状时及时就诊以防腹膜炎的发生。

5. 医源性腹膜炎的预防

在进行一些医疗行为时，特别是创伤性操作时，有可能引起腹膜炎。拔牙之后容易出现菌血症，随之可能导致腹膜炎的发生。消化道内镜行息肉摘除术，破损的肠壁可能成为肠道细菌的绿色通道而诱发腹膜炎。盆腹腔操作容易伴随感染。在创伤性操作之前，预防性使用抗生素对于腹透患者减少腹膜炎的发生起着一定的作用。

6. CAPD 与 APD 两种方式对腹膜炎发生的影响

研究表明 APD 患者发生腹膜炎的风险均低于 CAPD 患者。首先，执行腹膜透析所需要连接和断开的次数是腹膜炎发生率的最重要决定因素，APD 比 CAPD 需要更少的连接和断开次数。其次，APD，尤其是夜间间歇性腹膜透析，比 CAPD 需要更短的透析液停留时间，后者需要至少 4～5 次换液。更少的连接和更短的停留时间可以通过减少 APD 治疗患者的接触污染以降低腹膜炎的发病率。

第十节　居家腹膜透析意外状况的处理

一、腹膜透析相关感染

（一）腹膜炎

1. 腹膜炎表现

（1）透出液浑浊（首发症状）。

（2）腹痛。

（3）发热（体温 >37.3℃）。

（4）超滤量减少。

2. 腹膜炎的处理

（1）自行用腹透液冲洗腹腔 1～2 次，让部分细菌随腹透液带出体外。

（2）将整袋浑浊腹透液保存好，勿污染，及时就医，若不能及时就医，先置于冰箱冷藏。

（3）打电话至腹透中心，第一时间携两袋新鲜腹透液及腹透用品至腹透室就诊。

（4）在医生的指导下尽早治疗腹膜炎，具体治疗详见第三章第九节，加抗生素的透析液留腹最少 6h，最多 10h。

（5）注意：腹透液中加药必须由医护人员执行，且需遵医嘱用满疗程。

（二）出口处感染

1. 出口处感染表现

（1）出口处有明显发红、肿胀，出口处周围疼痛。

（2）皮肤温度升高伴有血性或脓性分泌物。

2. 出口处感染的处理

（1）如有上述症状需及时联系腹透中心。

（2）加强出口处护理，使用透气敷料，平常避免牵拉腹膜透析导管。

（3）具体治疗详见第三章第九节。

（三）隧道感染

1. 隧道感染表现

按压皮下隧道部位皮肤，感觉疼痛、有硬结、肿胀，隧道部位皮肤有灼热感，沿着隧道导管往出口方向挤压有脓性分泌物流出，有的还伴有发热症状。

2. 隧道感染的处理

（1）隧道感染后果尤为严重，一旦发现需要立即治疗，否则极易导致腹膜炎或拔管。

（2）如有上述症状，需及时联系腹透中心。

（3）具体治疗详见第三章第九节。

二、腹膜透析导管意外

常见于：腹膜透析导管的某一部分出现裂缝（漏液）；腹膜透析外接短管开关出现裂缝或开关失灵漏液；腹膜透析外接短管与金属钛接头脱离。

（一）腹膜透析管路裂缝（漏液）

1. 腹透外管裂缝（漏液）处理

立即用医用导管夹夹闭导管破裂近腹腔的一侧，纱布包裹导管破损处（图3-9），千万勿继续做腹透，应联系腹透中心，速来腹透中心处理。

2. 腹膜透析外接短管出现裂缝或开关失灵漏液处理

（1）立即用医用导管夹夹闭腹膜透析外接短管破裂近腹腔的一侧，用纱布包裹破裂处。

（2）立即去腹透中心请腹透护士更换一条新的腹膜透析外接短管。

（3）重新学习腹膜透析外接短管旋钮开关的使用方法。

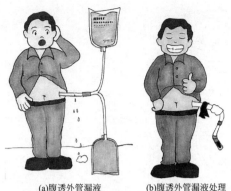

(a)腹透外管漏液   (b)腹透外管漏液处理

图 3-9　腹透外管漏液及处理

（4）保留有质量问题的腹膜透析外接短管，联系公司协调员或腹透中心。

3. 透析液双联系统管路漏液处理

关闭腹膜透析外接短管，废弃这袋腹透液，重新更换一袋腹透液操作。

（二）透析管组脱落

（1）腹透外管与钛接头脱落处理　同腹透外管裂缝（漏液）处理。

（2）腹膜透析外接短管与钛接头脱落处理　同腹透外管裂缝（漏液）处理。

注：出现任何腹膜透析管路意外都立即用医用导管夹夹闭导管破裂近腹腔的一侧，用纱布包裹导管意外处，暂停腹透，立即去腹透中心处理。

三、腹透三个无菌点污染

腹透三个无菌点见图 3-10。

1. 腹膜透析外接短管接头污染处理

如触碰或污染到腹膜透析外接短管的接头，先确保外接短管开关处于关闭状态，立即换上一个新的碘液微型盖，与腹透中心护士联系，到医院更换新的外接短管，如果继续使用可能会导致腹膜炎的发生。

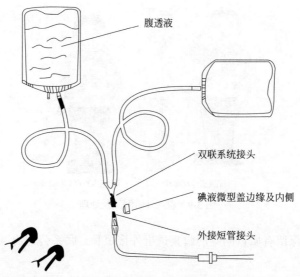

图 3-10　腹透三个无菌点

2. 双联系统接头污染处理

如污染了腹透液的双联系统接头，停止使用该袋透析液，更换一袋新的腹透液，重新进行操作。如果继续使用可能会导致腹膜炎的发生。

3. 碘液微型盖（碘伏帽）边缘及内侧污染处理

碘液微型盖为一次性物品，如污染了可直接丢弃，更换一个新碘液微型盖。如果继续使用可能会导致腹膜炎的发生。

四、出现红色透出液（血性透出液）

（1）原因一　女性，常见于月经周期开始前一两天或排卵期。

处理：与生理期有关，无需特殊处理，会自行好转。

（2）原因二　剧烈活动或搬运重物后或腹部受外力撞击等。

处理及预防：

① 如果出血量少，透出液呈浅红色，可无需特殊处理。

② 如果出血量较多，透出液呈深红色，可立即用1～2袋腹膜透析液进行腹腔快速冲洗，之后继续观察。如透出液颜色逐渐减轻，可以不用处理；如透出液颜色持续较红或逐渐加深，监测血压，并尽快

去医院处理。

③ 必要时打电话给腹透中心，向医生进行进一步咨询。

④ 平时避免腹部受伤或增加腹压。

（3）原因三　无明显原因。

处理：立即打电话给腹透中心咨询医生行进一步处理。

尽管血性透出液的出现一般不是严重问题，但是出现时，应该立即联系腹透医生或护士进行咨询。

五、腹膜透析导管移位（漂管）

1. 腹膜透析导管移位（漂管）表现

腹透液灌入正常，引流量减少、流速减慢或停止。

2. 腹膜透析导管移位（漂管）原因

（1）早期　术后2～3周之内出现漂管，多与手术相关，如手术过程中某处张力过大造成漂管；术中置管位置不合适；大便不通畅；冲管过程中挤压袋子，给腹透液内管压力，导致管道翘起。

（2）后期　远期漂管的概率较小，多因便秘及生活习惯（如久蹲、懒动）等所致。

3. 腹膜透析导管移位（漂管）预防及处理

（1）早期漂管可以通过通便、手法复位还原。

（2）平时多食用蔬菜，适量活动，保持大便通畅。

（3）避免导致腹腔压力增高的因素，如久蹲、坐太矮的凳子、太软的沙发或剧烈咳嗽、喷嚏等。

（4）避免反复牵拉腹膜透析导管。

（5）避免肠蠕动异常，及时纠正肠功能紊乱。

六、透析液灌入或引流困难

（一）灌入所需时间过长、无法灌入

1. 灌入所需时间过长、无法灌入原因

（1）绿色折断塞没有折断。

（2）蓝色管路夹处于闭合状态。

（3）腹膜透析外接短管开关处于闭合状态。

（4）腹膜透析导管遭到堵塞、弯折或破损。

（5）操作时，腹膜透析液悬挂高度过低。

2. 灌入所需时间过长、无法灌入处理

（1）检查折断塞是否被折断。

（2）检查蓝色管路夹是否打开。

（3）检查腹膜透析外接短管开关是否打开。

（4）检查从透析液袋到腹腔的管路是否有异物阻塞、腹膜透析导管是否受到折弯或破损。

（5）检查透析液袋是否悬挂过低。

（二）引流所需时间过长、无法引流

1. 引流所需时间过长、无法引流原因

（1）腹腔与引流袋之间的导管受到堵塞、弯折或位置异常。

（2）引流液管路夹处于闭合状态。

（3）腹腔与引流袋的高度差过小。

（4）便秘导致引流不畅。

（5）纤维条索阻塞。

（6）腹腔内导管移位。

2. 引流所需时间过长、无法引流处理

（1）检查从腹腔到引流袋的管路是否出现折弯、位置异常，或检查是否有白色絮状物堵塞的情况。左右活动身体，调整身体朝向，或轻轻原地踏步或轻轻原地跳起。若尝试以上方法后仍未得到改善，请向腹透中心咨询。

（2）检查引流液管路夹是否打开。

（3）做腹透操作时体位不能太低。

（4）日常保持大便通畅，尽量防止便秘的发生，有时便秘会引起肠道扩张，压迫腹膜透析导管。

（5）纤维条索阻塞，立即去医院，请医生、护士进行处理。

（6）腹腔内导管移位，立即回医院，请医生、护士进行处理。

七、停电时腹透液加热方案

处理措施：

（1）平常家里要备两个大号的注水式热水袋。

（2）如果停电，可以用两个已注热水的热水袋将腹透液夹在中间，外用毛巾包裹，用传导加热的方式加温，使用时用手前臂内侧皮肤试温，接近前臂内侧皮肤温度即可以使用。

第四章

腹膜透析感染预防及控制管理

第一节 腹膜透析中心感染预防及控制

一、疫情防控下安全就诊

疫情期间就诊,做好门诊随访患者三级防控筛查:所有患者实施电话预约就诊,就诊过程需经过三级防控筛查,指导患者来院随访需要经过三个环节层次的防控筛查(见图4-1)。

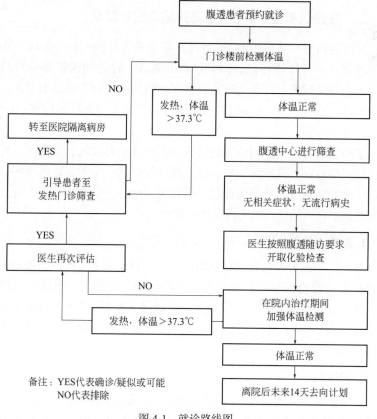

图4-1 就诊路线图

一级：患者初筛防护要点。医院安排专人在门诊大楼入口对所有人员（包括腹透患者）进行预检分诊。体温正常患者方可进入腹透中心。体温 > 37.3℃引导至发热门诊筛查，如果是疑似或确诊新型冠状病毒肺炎感染患者转至（定点医院）隔离区进行诊疗。

二级：腹透中心接诊处防控要点。患者进入腹透接诊室要监测体温和登记病情信息等，接诊人员结合其流行病学史、相关症状等进行综合判断。

三级：患者就诊治疗期间防控要点。指导患者全程就诊期间正确佩戴口罩，治疗完成后再次监测体温，评估有无异常，治疗完成后可离院并告知护士未来 14 天的去向计划。

二、腹膜透析室（中心）布局的感染控制要求

腹膜透析室（中心）布局应合理，必须具备医务人员办公区、接诊区、培训区、操作治疗区、储藏区、处置区，并达到医院感染控制标准，功能分区明确，符合功能流程合理和洁污区域分开的基本要求。二级（含）以上医疗单位具备腹膜透析导管置管资质的腹膜透析室（中心）可以设置手术室。

按照感染防控要求划分为清洁区：医护人员办公区、储藏区；潜在污染区：接诊区、候诊区、培训区、操作治疗区、手术室；污染区：处置区。建筑布局按照感染防控要求需标识清晰，人员与物品流向符合从清洁区到潜在污染区、再到污染区的原则。

1. 医护人员办公区

办公区为医护人员处理日常医疗文书、登记和上报各种腹膜透析相关数据以及讨论医疗问题和业务学习的区域，必须配备电脑和网络设备，并安装有腹膜透析管理数据库，能满足向原卫生部（现称国家卫生健康委员会）批准的中华医学会肾脏病学分会建立的腹膜透析登记系统上报数据的要求。

2. 接诊区

接诊区为接待初次诊疗或定期随访腹膜透析患者的区域。医生为患者确定或调整腹膜透析处方，开具药品处方和化验单等，并配备血压计、体重秤等基本医疗设施。应实行患者实名制管理，建立腹膜透析患

者登记及医疗文书管理制度。

3. 培训区

培训区为患者培训和宣教的区域。必须配备电视机、电脑或录放机等多媒体设备，以及教学挂图、教具等培训设施。

4. 操作治疗区

操作治疗区是用于腹膜透析患者换液、换管、样本采集以及出口护理的区域。应配备恒温箱、弹簧秤或婴儿秤（称量透析液用）、体重秤、输液轨道挂钩（悬挂腹膜透析液）、治疗车、洗手池（脚踏式或感应式供水）、空气消毒机、挂钟、有盖式污物桶、血压计、诊疗床，以及供氧装置、中心负压接口或配备可移动负压抽吸装置、抢救车（内含抢救必备物品及药品）和基本抢救设备（如除颤仪、简易呼吸器等）。

（1）操作治疗区应保持安静，光线充足。环境标准应达到《医院消毒卫生标准》（GB 15982—1995）中规定的Ⅲ类环境：

① 细菌菌落总数：空气平均菌落数≤500CFU/m³，物体表面平均菌落数≤10CFU/cm²，医护人员手表面的平均菌落数≤10CFU/cm²。

② 不得检出乙型溶血性链球菌、金黄色葡萄球菌及其他致病性微生物，在可疑污染情况下立即进行相应指标的检测。

（2）按照《医院感染管理办法》，严格执行医疗器械、器具的消毒工作技术规范，并达到以下要求：

① 进入患者皮下组织、腹腔或血液循环的医疗器械、器具和物品必须达到灭菌水平。

② 接触患者皮肤、黏膜的医疗器械、器具和物品必须达到消毒水平。

③ 各种用于注射、穿刺、采血等有创操作的医疗器具必须一用一灭菌。

（3）使用的消毒药械、一次性医疗器械和器具应当符合国家有关规定，一次性使用的医疗器械、器具不得重复使用。

（4）患者使用的床单、被套、枕套等物品应当一人一用一更换。

5. 储藏区

储藏区是用于存放腹膜透析病历资料、腹膜透析液及消耗品等的区域，配置储物架/柜，盒装腹膜透析液存放满足离地至少十厘米且叠放不超过五层的要求。应符合《医院消毒卫生标准》（GB 15982—1995）中规定的Ⅲ类环境（同上），并保持通风、避光和干燥。

6. 处置区

处置区用于处理废弃透析液，必须配备有盖式污物桶和洗手池，排污不能入生活用水，医疗废弃物按照《医疗废物管理条例》及有关规定进行分类和处理，有单独污物通道。

第二节　居家腹膜透析操作的感染防控要求

新型冠状病毒肺炎疫情期间，重症、死亡患者大部分是合并多种基础疾病的中老年患者。而腹膜透析（简称腹透）患者因肾功能衰竭多伴有多种并发症，免疫力较弱，属于易感和高危人群。为有效防控，南昌大学第一附属医院腹透护理团队结合临床实践经验、文献回顾，特制订了腹透患者防护指导。

一、主动抗疫，做好自我防护监测

（1）遵从"宅""戴""洗"建议。"宅"在家里，并拒绝他人登门拜访，避免前往人群密集场所；"戴"，出门必须全程戴口罩，预防病毒飞沫传播而被感染；"洗"，勤洗手，使用肥皂或洗手液用清水（流水）充分洗手。

（2）做好健康监测，应每日监测体温变化并记录，若出现新型冠状病毒感染可疑症状，如发热、干咳、乏力等症状，应先在家里采取隔离措施，对症处理，密切观察病情。如病情加重，及时到有发热门诊的医疗机构就诊。

（3）减少不必要的医院就诊，稳定治疗期的腹透患者原则上不建议来院就诊，如有需要可以通过微信群或拨打腹透随访热线等方式与腹透中心工作人员联系。但须注意，远程方式沟通及监测指导不能完全替代医护人员的当面门诊随访。如病情需要，仍需做好防护后前往医院就诊。

二、规律透析，避免感染，重视居家防护环节

（1）指导患者遵医嘱执行用药方案，避免人为减少用药和改变透析

方案等引起透析相关的并发症。

（2）居家环境保持清洁　腹膜透析操作房间每日进行物体表面、地面和空气消毒，紫外线消毒房间每日2次，每次至少30min。勤开窗，多通风。

（3）重视手卫生　正确洗手是预防感染最有效的措施之一，在腹透操作前后、咳嗽或打喷嚏后、用餐前、上厕所后、外出回来后及手脏时均应洗手。

（4）正确佩戴口罩　在公共场所或进行腹透相关操作时需佩戴口罩，用后的口罩由内向外折叠后丢入指定垃圾袋内。

（5）严格无菌操作　腹透操作时严格按照无菌操作步骤执行，避免接触污染。及时观察透出液的颜色、性状等，腹透废弃物应按垃圾分类处理。

（6）妥善固定透析导管　腹膜透析导管周围禁用利器，避免牵拉，妥善固定。观察导管出口处有无红、肿、分泌物等。

（7）正确洗澡　腹透患者洗澡时只能淋浴，不能盆浴，必须在洗澡袋的保护下进行，洗澡完毕后给予出口处常规换药一次。

（8）保持大便通畅　腹透患者如果出现便秘易引起腹膜透析导管移位，因此需要每天保持大便通畅，如果出现便秘等症状应及时给予导泻药等对症处理。

（9）做好透析记录　每日监测血压，记录腹透超滤量、尿量、体重、摄入量等。

（10）储备治疗所需的腹透液、碘液微型盖，充足的储备是治疗延续的基本需求，盒装腹膜透析液存放满足离地至少十厘米且叠放不超过五层的要求。

三、注重营养，适量运动，促进身心健康，提升免疫力

（1）优质蛋白质饮食，摄取必需的营养　腹透患者蛋白质摄入量为 $1.0 \sim 1.2g/(kg \cdot d)$，其中50%以上为优质蛋白质（包括瘦肉、鸡蛋、鱼肉等），推荐需要的每日热量为35kcal/kg，其中脂肪占总热量的30%～35%，还需要补充必要的维生素，并根据电解质情况调整饮食方案。

（2）严格限制水盐摄入　每日盐的摄入量不超过3g，相当于一个啤酒瓶盖半盖的量（3g）。液体摄入量总原则：量出为入，保持平衡。摄入

量 = 前一日尿量 + 超滤量 +500mL。

（3）适量运动　根据腹透液存腹量的不同，选择适合的运动训练方式，每日在家可进行中低强度的运动，例如可以原地踏步、练太极拳、做健身操等。

（4）规律作息　保持心情愉悦，合理安排自己的透析和作息时间。

第五章

腹膜透析信息化管理

规范的腹膜透析患者资料管理须建立和完善患者的治疗资料档案，这可以提高腹膜透析中心的治疗质量及腹膜透析患者的生活质量及生存率，同时对科研起累积资料的作用。为保障患者资料客观、真实、完整，资料收集、整理和分析是不可分割的统一整体，任何步骤的缺陷都会影响统计分析结果和资料所发挥的作用。

第一节　腹膜透析置管患者病历建档

一、腹膜透析患者病历的内容

1. 病历封面

编号、姓名、腹透开始日期及结束日期。

2. 病历首页

（1）患者基本信息　编号、姓名、性别、出生年月、身高、教育程度、职业、婚姻状况、身份证号、家庭住址、联系方式（至少2个）等。

（2）简要病史　血压、脉搏、呼吸、体重、基础尿量、水肿程度、确诊时间、原发病、既往史及过敏史、既往肾脏替代治疗史等。

（3）腹膜透析信息　置管日期、首次腹膜透析日期、导管类型、手术切口位置、出口位置、插管医生、透析方式、腹透操作者等。

（4）出院治疗方案（出院时间：××××）　出院诊断、治疗药物、腹透处方等。

（5）退出情况（退出时间：××××）　退出原因分析。

表 5-1 为腹膜透析患者病历首页示例。

表 5–1　腹膜透析患者病历首页

编号：_____　　　姓名：_____

腹膜透析患者病历

姓名：　　　　　住院号：　　　　　管床医生：　　　　　主管护士：

一、一般情况

姓名：	性别：1. 男　2. 女	出生年月：	身高（cm）：
籍贯：	宗教：	职业：	教育程度：
婚姻状况：已婚、未婚、离异、丧偶	生育情况：　子　女	医疗费用支付方式：	
家庭年收入：_____万元	家庭电话：		
身份证号码：		其他电话：	
家庭住址：			邮编：

二、病史

血压：　mmHg	脉搏：　次 / 分	呼吸：　次 / 分
体重：　kg	基础尿量：　mL/d	水肿程度：　0　1 度　2 度　3 度
目前症状		
腹透操作者：□患者本人　□家庭成员　□保姆或护工　□其他（请注明）_____		
肾原发病：	确诊时间：	病理类型：
肾功不全病史（年）：_____年	确诊尿毒症时间：	
首次长期透析时间：	开始透析方式：□血透　□腹透	
开始腹透时间：	腹透管类型：□直管　□卷曲管	
手术切口：□经腹直肌　□腹中线	出口位置：□左　□右	插管医生：
既往史及过敏史		

三、出院治疗方案（出院时间：　　　　　）

出院诊断					
治疗药物					
腹透处方	透析方式	透析剂量（L/d）	是否为生理钙	1. 是 2. 否	透析液浓度

四、退出情况（退出时间：　　　　　）

退出原因分析	

3.腹膜透析随访记录及处方调整

（1）基本信息　腹膜透析编号、姓名。

（2）一般情况　心率、干腹体重、有无水肿、血压等。

（3）目前症状及体征、主诉。

（4）腹膜透析相关信息　目前腹透方案、尿量、超滤量、腹膜平衡试验、腹膜透析异常情况、更换外接短管记录、导管出口处及隧道评估等。

（5）相关用药、特殊检查、处方调整建议等。

4.腹膜透析培训及操作考核记录

（1）患者基本信息　腹膜透析编号、姓名。

（2）培训及考核的时间、考核内容、考核结果、考核护士、患者签名。

5.检验、检查记录

（1）检验　血常规及贫血检测、生化及骨矿物质代谢、营养状态、甲状旁腺激素、血浆及真菌内毒素等。

（2）检查　胸片、心电图、心脏彩超、颈动脉超声等。

6.腹膜透析家访记录

（1）患者基本信息　腹膜透析编号、姓名。

（2）家庭环境　采光、清洁度、操作地点、腹膜透析液存放地点、腹膜透析废液处置、洗手场所及设施等。

（3）用物　腹膜透析液及耗材有效期、紫外线灯管更换时间等。

（4）操作　从用物准备至操作完成的所有流程，以及腹膜透析日记本的记录情况。

（5）饮食　居家饮食摄入评估。

（6）其他　应急联系、居家紧急情况处理知识掌握程度。

（7）家访结果及改进意见。

7.营养状况及生活质量评估

目前腹透患者的营养状态不能用单一的方法来评估，应综合分析，如综合患者的血清白蛋白和前白蛋白检查、主观综合性营养评估、人体测量法等进行分析；有条件的腹膜透析中心，可对患者进行生活质量评估。

二、书写及保管要求

腹膜透析档案由腹膜透析医师及护士共同负责书写、保存及管理。严禁任何人涂改、伪造、销毁、隐匿病历，并且不得泄露患者隐私。及时完善的资料收集及登记对腹膜透析中心质量提高和科研至关重要。

纸质资料填写注意事项：

（1）资料准确、客观、及时，字迹清晰。

（2）实验室检查结果注意登记"单位"保持一致。

（3）腹膜透析编号是唯一的，以便回顾性分析统计数据。

三、信息登记系统

根据全国腹膜透析标准操作流程要求，所有开展腹膜透析的单位必须按要求由专人负责信息登记，登记账号信息要严格管理，不得以任何理由向无关人员透露患者及登记账号信息。要求在规定时间内及时完成腹膜透析病例信息登记工作，并且保证上报信息的准确性。内容详见第五章第三节。

第二节　随访患者档案信息维护

对腹膜透析患者的院外治疗进行科学、专业、便捷的随访和指导，是提高腹膜透析患者生活质量及长期生存率的重要保障。随访由腹膜透析专职医生和护士共同完成，随访患者档案信息的维护由腹透专职护士完成，档案信息的完整维护能更好地帮助医生了解患者病情变化，以便及时更换合适的腹透方案。

一、随访记录表

内容包括：随访日期、主诉（包含一般状况，食欲、大便、睡眠及自理能力等）、出口换药频率、体格检查（血压、心率、体重及有无水肿等）、尿量、超滤量、目前透析方案、目前用药、调整处方及用药等。

表5-2为随访记录表示例。

表 5–2　随访记录表

随访日期				
主诉（包含内容：呼吸、心血管、大便、食欲、泌尿、神经、骨骼肌肉、皮肤、疼痛、睡眠、其他，腹透操作者，自理能力情况）				
出口（换药 / 天）				
体检	体重（kg）/ 水肿			
	腰围 / 臀围（cm）			
	血压（mmHg）			
	心率（次 / 分）			
口服入液 / 尿量（mL）				
夜用超滤 / 超滤量（mL）				
目前腹透方案	C/D/A（品牌）			
	PD_2/PD_4			
	1.5/2.5/4.25			
	APD 处方			
目前降压药物				
利尿药				
促红细胞生成素				
铁剂				
活性维生素 D				
磷结合剂				
调脂药				
降糖药				
调整处方及用药				
医生 / 护士签名				

二、透析充分性评估表

内容包括：

（1）随访日期、体重、24h 尿液（尿量、尿素、肌酐等）、24h 透析液（透析液出入总量、尿素、肌酐等）、Kt/V（残余肾 Kt/V、腹膜 Kt/V、总 Kt/V）、Ccr（残余肾 Ccr、腹膜 Ccr、总 Ccr）、残余肾 eGFR 等。

（2）腹膜平衡试验　记录 0h、2h、4h 腹透液 Cr，2h 血 Cr，4h D/Pcr 以及转运类型。

表 5-3 为透析充分性评估表示例。

表 5–3　透析充分性评估表

透析充分性评估						
性别：	身高：			年龄：		
随访日期						
体重（kg）						
24h 尿液	尿量（mL）					
	尿素（mmol/L）					
	肌酐（μmol/L）					
	尿蛋白（g/d）					
24h 透析液	透析液总量（入 / 出，mL）					
	尿素（mmol/L）					
	肌酐（μmol/L）					
	尿蛋白（g/d）					
Kt/V	残余肾 Kt/V					
	腹膜 Kt/V					
	Kt/V（总）					
Ccr	残余肾 Ccr					
	腹膜 Ccr					
	Ccr（总）					
残余肾 eGFR						
NPCR						
PET 试验						
日期	0h PD 液 Cr	2h PD 液 Cr	4h PD 液 Cr	2h PD 血 Cr	4h D/Pcr	转运类型
日期	0h PD 液 Cr	2h PD 液 Cr	4h PD 液 Cr	2h PD 血 Cr	4h D/Pcr	转运类型

三、出口随访记录表

内容包括：

（1）随访日期、分泌物、痂、发红、肿胀、疼痛。

（2）出口处评分。

（3）诊断　隧道炎、急性感染、慢性感染、可疑感染、良好出口、极好出口。

（4）根据出口随访情况给予治疗。

表 5-4 为出口随访记录表示例。

表 5-4　出口随访记录表

随访日期				
分泌物	无（0分）			
	浆液性（1分）			
	脓性（2分）			
痂	无（0分）			
	<0.5cm（1分）			
	>0.5cm（2分）			
发红	无（0分）			
	<0.5cm（1分）			
	>0.5cm（2分）			
肿胀	无（0分）			
	仅限于出口，<0.5cm（1分）			
	>0.5cm，和（或）隧道（2分）			
疼痛	无（0分）			
	轻微（1分）			
	严重（2分）			
出口处评分				
诊断	隧道炎			
	急性感染			
	慢性感染			
	可疑感染			
	良好出口			
	极好出口			
治疗				
签名				

四、腹膜透析相关性腹膜炎记录表

内容包括：

（1）感染发生日期、病因/诱因及临床表现。

（2）腹水及血液检验、腹水涂片、微生物培养。

（3）药物治疗、转归等。

表 5-5 为腹膜透析相关性腹膜炎记录表示例。

表 5-5　腹膜透析相关性腹膜炎记录表

腹膜透析相关性腹膜炎记录					
感染发生日期：　　　　年　　　月　　　　日					
病因/诱因（请选择） □操作失误　□出口/隧道感染　□肠道感染　□其他腹腔脏器感染　□营养不良　□免疫力低下　□牙科治疗　□其他（请注明）＿＿＿＿＿＿＿					
临床表现（可多选）□发热　□腹痛　□腹水浑浊　□腹部体征（压痛、反跳痛等） 　　　　　　　　　□其他（请注明）＿＿＿＿＿＿＿					
腹水及血液检验					
日期	白细胞（×10⁶）	红细胞（×10⁶）	多形核（%）	腹水白蛋白（g/L）	CRP（mg/L）
腹水涂片					
日期	未发现	革兰阳性球菌	革兰阳性杆菌	革兰阴性杆菌	霉菌
微生物培养（培养结果及药敏试验结果请粘贴于本页背面）					
日期	部位			培养结果	
	□腹水　□鼻腔　□出口　□导管				
	□腹水　□鼻腔　□出口　□导管				
	□腹水　□鼻腔　□出口　□导管				

药物治疗					
药物名称	用药途径			剂量及用法	疗程（天）
	□腹腔　　□静脉　　□口服　　□外用				
	□腹腔　　□静脉　　□口服　　□外用				
	□腹腔　　□静脉　　□口服　　□外用				

相关信息					
日期	夜间超滤量 /mL	24h 口服入液量 /mL	目前湿腹体重 /kg	目前干腹体重 /kg	睡眠时间 /（h/ 夜）

转归 (可多选)

大便频次及性状描述：

透出液是否转清：是□ 否□　　　腹痛是否消失：是□ 否□　　治疗后第_____天消失

□治愈, 治愈日期 　　年　　月　　日　　　　□转血透, 日期 　　年　　月　　日

□拔管, 手术日期 　　年　　月　　日（请完成索引表及其他相应记录）

□重新置管, 手术日期 　　年　　月　　日（请完成索引表及其他相应记录）

□死亡（包括腹透终止后 3 个月出现的死亡）, 日期 　　年　　月　　日

五、腹膜透析病历项目核对表

　　根据每一项随访内容的监测频率进行核对，记录患者是否有遵医嘱按时完成随访内容，包含项目：门诊复诊、用药情况、患者评估、检验（血常规、贫血指标、生化、C 反应蛋白、铁指标、甲状旁腺激素、真菌及血浆内毒素）、透析充分性、PET、营养状况、导管更换、合并症评估及检查（心电图、B 超、胸部 X 线、颈动脉彩超）。

六、化验及检查单

　　根据各随访内容的监测频率，每一次随访时需将所有的检验及检查单粘贴保存在病历中，并在粘贴单上记录腹透编号、姓名及随访日期。

七、网报

患者每次随访后及时在腹膜透析随访信息登记系统上登记患者随访信息，包括检验、用药、腹透方案的更改等。内容详见第五章第三节。

第三节 腹透质控数据智能监测平台

我院（南昌大学第一附属医院）现阶段正在使用的腹透质控数据监测平台分别是国家肾脏病医疗质量控制中心系统、中山大学附属第一医院腹膜透析信息登记系统、南昌大学第一附属医院的学透通®智能系统和智慧腹透系统。

一、国家肾脏病医疗质量控制中心系统

（一）系统背景

2010 年在中华医学会肾脏病学分会的牵头下，卫生部（现国家卫生健康委员会）组织肾脏病专家建立了基于互联网平台的全国血液净化病例信息登记系统（Chinese national renal data system, CNRDS, http://www.cnrds.net），并于 2010 年 5 月正式在全国范围推广开展透析登记工作。CNRDS 是为全国血液净化病例信息资料库网络化专门定制的一套信息系统，能够支持在线结构化收集全国血液净化病历，以便进行统计分析，为病例共享、交换、分析和科研项目合作建立统一的信息化平台。系统可以统一管理患者信息、血液净化病例信息等研究数据，具有方便的结构化查询、统计和规范化数据的导出功能。全国血液净化病例信息登记系统的建立标志着我国肾脏病数据登记工作迈出了一大步。通过全国血液净化网络登记工作的开展，得到了全国范围内比较全面的透析患者的流行病血液资料。对中国终末期肾病透析治疗的现状和存在的问题有了基本了解，为政府制定尿毒症防治政策提供了原始资料和科学依据，具有重要的意义。南昌大学第一附属医院腹膜透析病例信息登记系统端口见图 5-1，系统腹透登记教学见图 5-2。

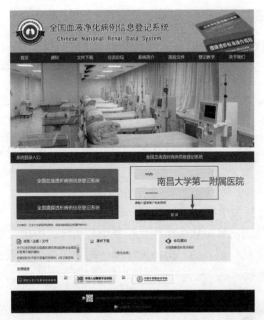

图 5-1 南昌大学第一附属医院腹膜透析病例信息登记系统端口

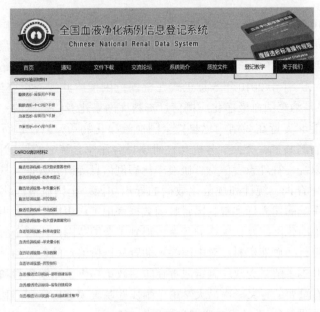

图 5-2 系统腹透登记教学

(二)系统使用

1. 登录系统

第一步：网页输入 http://www.cnrds.net。

第二步：选择全国腹膜透析病例信息登记系统。

第三步：输入登录账户名和密码（图 5-3、图 5-4）。

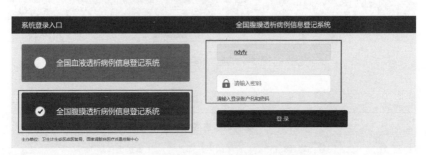

图 5-3　全国腹膜透析病例信息登记系统入口

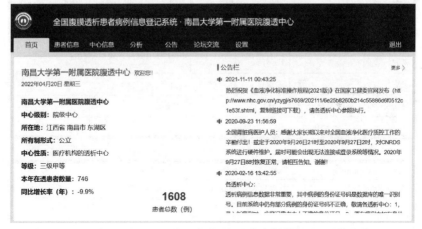

图 5-4　我院腹透中心登入全国腹膜透析患者病例信息登记系统的首页

2. 新置管患者数据录入

新置管患者建档，填写腹膜透析患者病历，病历包括患者入院记录、出院记录、一般情况、既往病史、出院治疗方案以及退出情况等，并将纸质化信息录入"国家肾脏病医疗质量控制中心系统"中，实现电子化管理。

（1）登录后，点击"患者信息"，进入到患者列表界面，然后点击右上角"添加患者"，即可新建患者（图5-5）。

（2）根据纸质版病历上的信息依次填写系统内的基本信息（图5-6），标注"必须填写"为必填项。录入完毕后，点击右下角的"保存"即可（图5-7）。

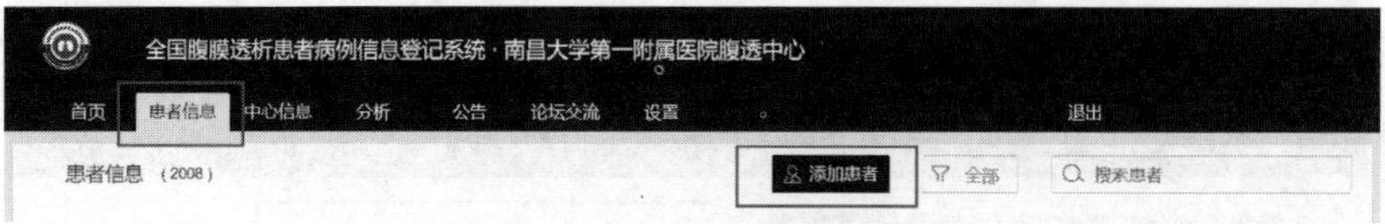

图5-5 新置管患者建档

编号：_____ 姓名：_____

腹膜透析患者病历

姓名：曾 ** 　住院号：D01183*** 　管床医生：郑 ** 　主管护士：郑 **

一、一般情况

姓名：曾 **	性别：√1.男　2.女	出生年月：1989.10.29	身高（cm）：158
籍贯：江西南昌	宗教：否	职业：务农	教育程度：初中
婚姻状况：√已婚、未婚、离异、丧偶	生育情况：1子1女	医疗费用支付方式：新农合	
家庭年收入：_____万元	家庭电话：185****3934、185****1844		
身份证号码：360121************	其他电话：		
家庭住址：南昌县 ******		邮编：	

二、病史

血压：149/96mmHg	脉搏：70次/分	呼吸：20次/分
体重：62kg	基础尿量：1000mL/d	水肿程度：√0　1度　2度　3度
目前症状		
腹透操作者：☑患者本人　□家庭成员　□保姆或护工　□其他（请注明）_____		
肾原发病：慢性肾炎综合征	确诊时间：2019.1.26	病理类型：
肾功不全病史（年）：_____年	确诊尿毒症时间：2019.1.16	
首次长期透析时间：2020.1.20	开始透析方式：□血透　☑腹透	
开始腹透时间：2020.1.20	腹透管类型：☑直管　□卷曲管	
手术切口：☑经腹直肌　□腹中线	出口位置：☑左　□右	插管医生：陈 **
既往史及过敏史	无	

三、出院治疗方案（出院时间：2020.1.29）

出院诊断	慢性肾脏病 5 期、腹膜透析、肾性贫血、乙型肝炎小三阳、肾结石、胸腔积液、右心扩大、二尖瓣反流、三尖瓣反流							
治疗药物	开同 4#/tid 碳酸司维拉姆 1#/tid 非布司他 1#/qd 醋酸钙 2#/tid							
腹透处方	透析方式	CAPD	透析剂量（L/d）	8L/d	是否为生理钙	1.√是 2.否	透析液浓度	1.5% 1500mL 留腹 4h×3 次；1.5% 1500mL 留腹过夜

四、退出情况（退出时间：＿＿＿＿＿＿＿＿）

退出原因分析	

南昌大学第一附属医院腹膜透析中心

图 5-6 腹膜透析患者病历

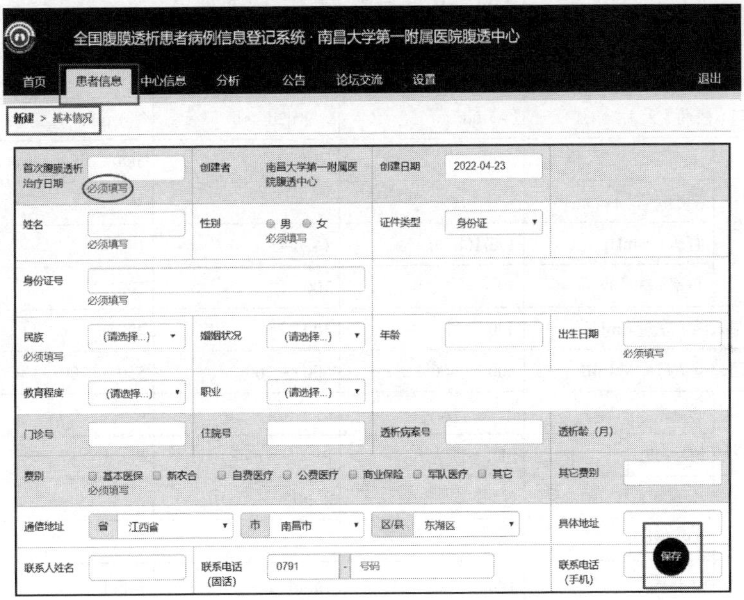

图 5-7 系统录入患者基本情况界面

3. 随访患者数据录入

出院后，患者定期随访复查，做好随访，登记检验检查结果及腹透相关客观记录评估数据，将获得的第一手资料实时录入系统。

（1）进入系统搜索出随访患者信息（图 5-8）。

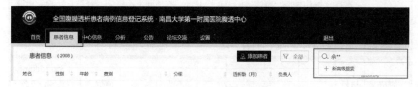

图 5-8　搜索随访患者信息

（2）点击进入

第一模块：根据随访记录（图 5-9）选择"腹透信息"模块，完善"通路"信息（图 5-10）。

随访日期	2021.10.6	2022.1.13	2022.4.1
主诉(包含内容：呼吸、心血管、大便、食欲、泌尿、神经、骨骼肌肉、皮肤、疼痛、睡眠、其他，腹透操作者，自理能力情况)	睡眠、食欲正常，无特殊不适	睡眠、食欲正常，无特殊不适	因吃隔夜饭菜致腹透液浑浊、腹痛，伴发热 12h
出口(换药/天)	(-) qd	(-) q2d	(-) q2d
体检 体重(kg)/水肿	57/0°	57/0°	58/0°
腰围/臀围(cm)			
血压(mmHg)	173/108	143/84	143/93
心率(次/分)	79	100	100
口服入液/尿量(mL)	400	300	200
夜用超滤/超滤量(mL)	500～600	600～700	550～700
目前腹透方案 C/D/A(品牌)	C	C	C
PD$_2$/PD$_4$	PD$_4$（百特）	PD$_2$（威高）	PD$_4$（百特）
1.5/2.5/4.25	2/2/0	2/2/0	2/2/0
APD 处方			
目前降压药物 拜新同	1#bid	1#bid	1#bid
诺欣妥	1#qd	1#qd	1#qd
利尿药			
促红细胞生成素(依普定)	10000U 1 次/周，皮下注射	10000U 1 次/周，皮下注射	10000U 1 次/周，皮下注射

铁剂（速力菲）	2#qd	dc	
活性维生素 D			
磷结合剂			
调脂药			
降糖药			
调整处方及用药	开同 4#/tid 凯那 1#/tid 左卡尼汀 1 支 /tid	开同 4#/tid 凯那 1#/tid 左卡尼汀 dc 更换腹膜透析短管	开同 4#/tid 凯那 1#/tid 左卡尼汀 dc 头孢他啶 0.5g/qd 替考拉宁 0.8g/ 每3d，加入腹透液中留腹过夜 更换腹膜透析短管

图 5-9　随访记录中患者换管信息

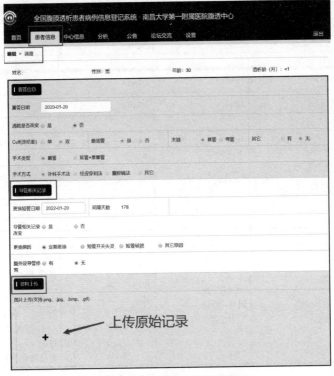

图 5-10　更换腹膜透析短管通路

第二模块：根据随访记录，进入"腹透信息"模块，完善"透析处方"相关信息，最后将原始随访记录（图5-11）在"资料上传"端口上传（图5-12）。

随访日期		2021.10.6	2022.1.13	2022.4.1
主诉（包含内容：呼吸、心血管、大便、食欲、泌尿、神经、骨骼肌肉、皮肤、疼痛、睡眠、其他，腹透操作者，自理能力情况）		睡眠、食欲正常，无特殊不适	睡眠、食欲正常，无特殊不适	因吃隔夜饭菜致腹透液浑浊、腹痛，伴发热12h
出口（换药/天）		(-) qd	(-) q2d	(-) q2d
体检	体重（kg）/水肿	57/0°	57/0°	58/0°
	腰围/臀围（cm）			
	血压（mmHg）	173/108	143/84	143/93
	心率（次/分）	79	100	100
口服入液/尿量（mL）		400	300	200
夜用超滤/超滤量（mL）		500～600	600～700	550～700
目前腹透方案	C/D/A（品牌）	C	C	C
	PD_2/PD_4	PD_4（百特）	PD_2（威高）	PD_4（百特）
	1.5/2.5/4.25	2/2/0	2/2/0	2/2/0
	APD处方			
目前降压药物	拜新同	1#bid	1#bid	1#bid
	诺欣妥	1#qd	1#qd	1#qd
利尿药				
促红细胞生成素（依普定）		10000U 1次/周，皮下注射	10000U 1次/周，皮下注射	10000U 1次/周，皮下注射
铁剂（速力菲）		2#qd	dc	
活性维生素D				
磷结合剂				
调脂药				
降糖药				
调整处方及用药		开同4#/tid 凯那1#/tid 左卡尼汀1支/tid	开同4#/tid 凯那1#/tid 左卡尼汀dc 更换腹膜透析短管	开同4#/tid 凯那1#/tid 左卡尼汀dc 头孢他啶0.5g/qd 替考拉宁0.8g/每3d，加入腹透液中留腹过夜 更换腹膜透析短管

图5-11 患者目前透析方案

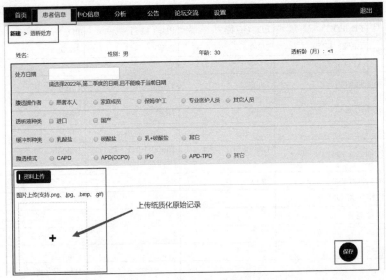

图 5-12　记录患者目前透析处方

　　第三模块：点击"腹透信息"内的"日常随访"模块，填写本次随访信息，最后将原始随访记录（图 5-13）在"资料上传"端口上传后点击"保存"（图 5-14）。

随访日期	2021.10.6	2022.1.13	2022.4.1
主诉（包含内容：呼吸、心血管、大便、食欲、泌尿、神经、骨骼肌肉、皮肤、疼痛、睡眠、其他，腹透操作者，自理能力情况）	睡眠、食欲正常，无特殊不适	睡眠、食欲正常，无特殊不适	因吃隔夜饭菜致腹透液浑浊、腹痛，伴发热 12h
出口（换药 / 天）	(-) qd	(-) q2d	(-) q2d
体检　体重（kg）/ 水肿	57/0°	57/0°	58/0°
腰围 / 臀围（cm）			
血压（mmHg）	173/108	143/84	143/93
心率（次 / 分）	79	100	100
口服入液 / 尿量（mL）	400	300	200
夜用超滤 / 超滤量（mL）	500 ～ 600	600 ～ 700	550 ～ 700

图 5-13

		C	C	C
目前腹透方案	C/D/A（品牌）			
	PD$_2$/PD$_4$	PD$_4$（百特）	PD$_2$（威高）	PD$_4$（百特）
	1.5/2.5/4.25	2/2/0	2/2/0	2/2/0
	APD 处方			
目前降压药物	拜新同	1#bid	1#bid	1#bid
	诺欣妥	1#qd	1#qd	1#qd
利尿药				
促红细胞生成素（依普定）		10000U 1 次 / 周，皮下注射	10000U 1 次 / 周，皮下注射	10000U 1 次 / 周，皮下注射
铁剂 (速力菲)		2#qd	dc	
活性维生素 D				
磷结合剂				
调脂药				
降糖药				
调整处方及用药		开同 4#/tid 凯那 1#/tid 左卡尼汀 1 支 /tid	开同 4#/tid 凯那 1#/tid 左卡尼汀 dc 更换腹膜透析短管	开同 4#/tid 凯那 1#/tid 左卡尼汀 dc 头孢他啶 0.5g/qd 替考拉宁 0.8g/ 每 3d，加入腹透液中留腹过夜 更换腹膜透析短管

图 5-13　日常随访内容

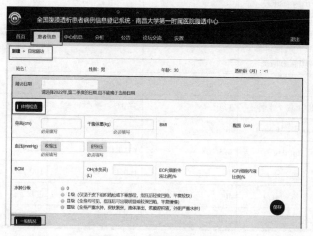

图 5-14　记录患者随访情况

第四模块：点击"腹透信息"内的"透析充分性"模块，填写本次随访信息，最后将原始随访记录（图 5-15）在"资料上传"端口上传后点击"保存"（图 5-16）。

透析充分性评估						
性别：女	身高：158cm		年龄：53 岁			
随访日期		2021/1/18	2021/4/7	2021/7/2	2021/10/6	2022/1/13
体重（kg）		62	59	57	57	57
24h 尿液	尿量（mL）	650	800	400	300	200
	尿素（mmol/L）	58.2	51.42	67.09	64.03	86.34
	肌酐（μmol/L）	3806.26	2638.1	2851.7	2920.7	3080.9
	尿蛋白（g/d）					
24h 透析液	透析液总量（入/出，mL）	8000/8400	8000/8500	8000/9000	8000/9000	8000/8600
	尿素（mmol/L）	15.53	14.8	23.64	20.18	21.16
	肌酐（μmol/L）	652.8	750.2	879.9	825.3	903.2
	尿蛋白（g/d）					
Kt/V	残余肾 Kt/V	0.56	0.67	0.47	0.21	0.17
	腹膜 Kt/V	1.93	2.04	0.37	1.99	1.82
	Kt/V（总）	2.49	2.71	2.41	2.2	1.99
Ccr	残余肾 Ccr	17.57	16.98	7.45	5.65	4.19
	腹膜 Ccr	40.64	43.37	53.79	44.14	42.75
	Ccr（总）	58.21	60.35	61.24	49.79	46.94
残余肾 eGFR		1.75	1.68	1.57	0.56	0.53
NPCR						

PET 试验						
日期	0h PD 液 Cr	2h PD 液 Cr	4h PD 液 Cr	2h PD 血 Cr	4h D/Pcr	转运类型
2021.1.8			578.2	944.6	0.61	低平均
日期	0h PD 液 Cr	2h PD 液 Cr	4h PD 液 Cr	2h PD 血 Cr	4h D/Pcr	转运类型
2021.4.7			730.6	1029.9	0.71	高平均
日期	0h PD 液 Cr	2h PD 液 Cr	4h PD 液 Cr	2h PD 血 Cr	4h D/Pcr	转运类型
2021.7.2			680.7	1133.5	0.6	低平均
日期	0h PD 液 Cr	2h PD 液 Cr	4h PD 液 Cr	2h PD 血 Cr	4h D/Pcr	转运类型
2021.10.3			681.6	1179.5	0.58	低平均
日期	0h PD 液 Cr	2h PD 液 Cr	4h PD 液 Cr	2h PD 血 Cr	4h D/Pcr	转运类型
2022.1.13			879.6	1271.8	0.69	高平均

图 5-15　透析充分性评估

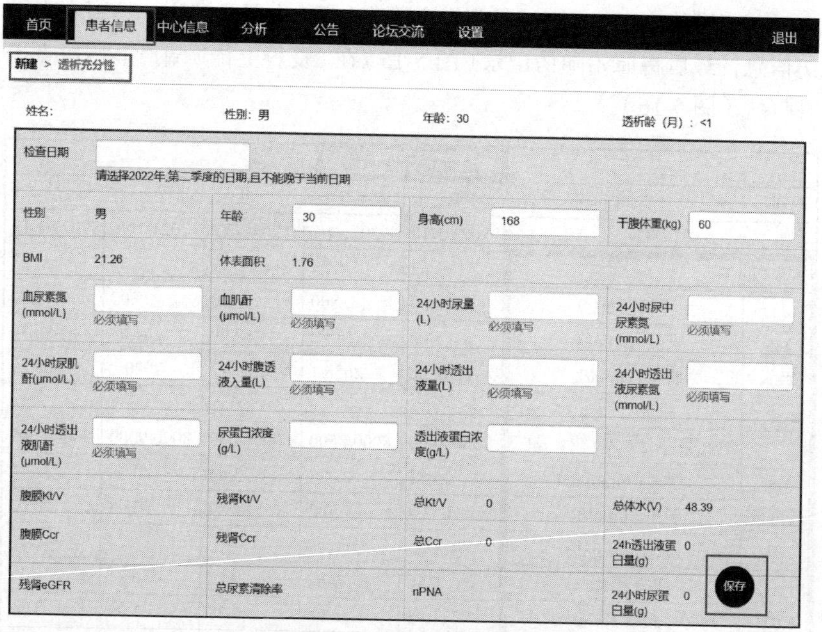

图 5-16　记录患者透析情况

第五模块：点击"腹透信息"内的"腹膜平衡试验"模块，填写本次随访信息系统，自动计算出数值，判断出转运类型，最后将原始随访记录（图 5-17）在"资料上传"端口上传后点击"保存"（图 5-18）。

透析充分性评估						
性别：女　　身高：158cm				年龄：53 岁		
	随访日期	2021/1/18	2021/4/7	2021/7/2	2021/10/6	2022/1/13
体重（kg）		62	59	57	57	57
24h尿液	尿量（mL）	650	800	400	300	200
	尿素（mmol/L）	58.2	51.42	67.09	64.03	86.34
	肌酐（μmol/L）	3806.26	2638.1	2851.7	2920.7	3080.9
	尿蛋白（g/d）					
24h透析液	透析液总量（入/出，mL）	8000/8400	8000/8500	8000/9000	8000/9000	8000/8600
	尿素（mmol/L）	15.53	14.8	23.64	20.18	21.16
	肌酐（μmol/L）	652.8	750.2	879.9	825.3	903.2
	尿蛋白（g/d）					

Kt/V	残余肾 Kt/V	0.56	0.67	0.47	0.21	0.17
	腹膜 Kt/V	1.93	2.04	0.37	1.99	1.82
	Kt/V（总）	2.49	2.71	2.41	2.2	1.99
Ccr	残余肾 Ccr	17.57	16.98	7.45	5.65	4.19
	腹膜 Ccr	40.64	43.37	53.79	44.14	42.75
	Ccr（总）	58.21	60.35	61.24	49.79	46.94
残余肾 eGFR		1.75	1.68	1.57	0.56	0.53
NPCR						

PET 试验

日期	0h PD 液 Cr	2h PD 液 Cr	4h PD 液 Cr	2h PD 血 Cr	4h D/Pcr	转运类型
2021.1.8			578.2	944.6	0.61	低平均
日期	0h PD 液 Cr	2h PD 液 Cr	4h PD 液 Cr	2h PD 血 Cr	4h D/Pcr	转运类型
2021.4.7			730.6	1029.9	0.71	高平均
日期	0h PD 液 Cr	2h PD 液 Cr	4h PD 液 Cr	2h PD 血 Cr	4h D/Pcr	转运类型
2021.7.2			680.7	1133.5	0.6	低平均
日期	0h PD 液 Cr	2h PD 液 Cr	4h PD 液 Cr	2h PD 血 Cr	4h D/Pcr	转运类型
2021.10.3			681.6	1179.5	0.58	低平均
日期	0h PD 液 Cr	2h PD 液 Cr	4h PD 液 Cr	2h PD 血 Cr	4h D/Pcr	转运类型
2022.1.13			879.6	1271.8	0.69	高平均

图 5-17　腹膜平衡试验数值

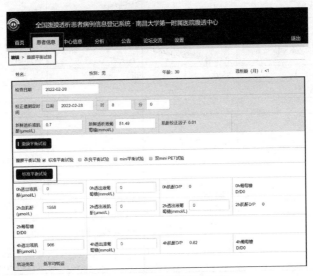

图 5-18　记录平衡试验数值

第六模块：点击"腹透信息"内的"感染调查"模块，填写本次随访信息腹透相关感染情况，最后将原始随访记录（图 5-19、图 5-20、图 5-21）在"资料上传"端口上传后点击"保存"（图 5-22）。

随访日期		2021.10.6	2022.1.13	2022.4.1
主诉（包含内容：呼吸、心血管、大便、食欲、泌尿、神经、骨骼肌肉、皮肤、疼痛、睡眠、其他，腹透操作者，自理能力情况）		睡眠、食欲正常，无特殊不适	睡眠、食欲正常，无特殊不适	因吃隔夜饭菜致腹透液浑浊、腹痛，伴发热 12h
出口（换药 / 天）		(-) qd	(-) q2d	(-) q2d
体检	体重（kg）/ 水肿	57/0°	57/0°	58/0°
	腰围 / 臀围（cm）			
	血压（mmHg）	173/108	143/84	143/93
	心率（次 / 分）	79	100	100
口服入液 / 尿量（mL）		400	300	200
夜用超滤 / 超滤量（mL）		500 ～ 600	600 ～ 700	550 ～ 700
目前腹透方案	C/D/A（品牌）	C	C	C
	PD_2/PD_4	PD_4（百特）	PD_2（威高）	PD_4（百特）
	1.5/2.5/4.25	2/2/0	2/2/0	2/2/0
	APD 处方			
目前降压药物	拜新同	1#bid	1#bid	1#bid
	诺欣妥	1#qd	1#qd	1#qd
利尿药				
促红细胞生成素（依普定）		10000U 1 次 / 周，皮下注射	10000U 1 次 / 周，皮下注射	10000U 1 次 / 周，皮下注射
铁剂（速力菲）		2#qd	dc	
活性维生素 D				
磷结合剂				
调脂药				
降糖药				
调整处方及用药		开同 4#/tid 凯那 1#/tid 左卡尼汀 1 支 /tid	开同 4#/tid 凯那 1#/tid 左卡尼汀 dc 更换腹膜透析短管	开同 4#/tid 凯那 1#/tid 左卡尼汀 dc 头孢他啶 0.5g/qd 替考拉宁 0.8g/ 每 3d，加入腹透液中留腹过夜 更换腹膜透析短管

图 5-19　患者腹膜炎记录及用药

腹膜透析相关性腹膜炎记录

注意：住院治疗请于"索引表"中填写相应的索引记录，有感染意外的特殊情况请填写住院记录

感染发生日期：2022 年 4 月 1 日

病因／诱因（请选择）

□操作失误　□出口/隧道感染　□肠道感染　□其他腹腔脏器感染　□营养不良　□免疫力低下　□牙科治疗　□其他（请注明）吃隔夜饭菜_____

临床表现（可多选）

☑发热　☑腹痛　☑腹水浑浊　□腹部体征（压痛、反跳痛等）
□其他（请注明）_____

腹水及血液检验

日期	白细胞（×10⁶）	红细胞（×10⁶）	多形核（%）	腹水白蛋白（g/L）	CRP（mg/L）
20 / /					
20 / /					
20 / /					

腹水涂片

日期	未发现	革兰阳性球菌	革兰阳性杆菌	革兰阴性杆菌	霉菌
20 / /					
20 / /					
20 / /					

微生物培养（培养结果及药敏试验结果请粘贴于本页背面）

日期	部分	培养结果
20 / /	□腹水　□鼻腔　□出口　□导管	
20 / /	□腹水　□鼻腔　□出口　□导管	
20 / /	□腹水　□鼻腔　□出口　□导管	

药物治疗

药物名称	用药途径	剂量及用法	疗程（天）
	□腹腔　□静脉　□口服　□外用		
	□腹腔　□静脉　□口服　□外用		
	□腹腔　□静脉　□口服　□外用		

相关信息

日期	夜间超滤量/mL	24h 口服入液量/mL	目前湿腹体重/kg	目前干腹体重/kg	睡眠时间/（h/夜）
20 / /					
20 / /					
20 / /					

转归（可多选）

大便频次及性状描述：

透出液是否转清：是□　否□　腹痛是否消失：是□　否□　治疗后第_____天消失

□治愈，治愈日期　　年　　月　　日　　　　□转血透，日期　　年　　月　　日

□拔管，手术日期　　年　　月　　日（请完成索引表及其他相应记录）

□重新置管，手术日期　　年　　月　　日（请完成索引表及其他相应记录）

□死亡（包括腹透终止后 3 个月出现的死亡），日期　　年　　月　　日

图 5-20　腹膜炎记录

出口随访记录				
随访日期		2021.10.6	2022.1.13	2022.4.1
分泌物	无（0分）	√	√	√
	浆液性（1分）			
	脓性（2分）			
痂	无（0分）	√	√	√
	＜0.5cm（1分）			
	＞0.5cm（2分）			
发红	无（0分）	√	√	√
	＜0.5cm（1分）			
	＞0.5cm（2分）			
肿胀	无（0分）	√	√	√
	仅限于出口中，＜0.5cm（1分）			
	＞0.5cm，和（或）隧道（2分）			
疼痛	无（0分）	√	√	√
	轻微（1分）			
	严重（2分）			
出口处评分		0	0	0
诊断	隧道炎			
	急性感染			
	慢性感染			
	可疑感染			
	良好出口	√	√	√
	极好出口			
治疗				
签名				

图 5-21　出口随访记录

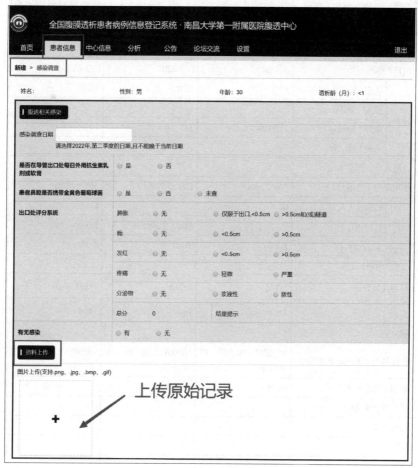

图 5-22 记录腹透相关感染

第七模块：点击"腹透信息"内的"非感染并发症"模块，填写本次随访信息有无非感染性并发症的发生，最后将原始随访记录（图 5-23）在"资料上传"端口上传后点击"保存"（图 5-24）。

随访日期	2021.10.6	2022.1.13	2022.4.1
主诉(包含内容:呼吸、心血管、大便、食欲、泌尿、神经、骨骼肌肉、皮肤、疼痛、睡眠、其他,腹透操作者,自理能力情况)	睡眠、食欲正常,无特殊不适	睡眠、食欲正常,无特殊不适	因吃隔夜饭菜致腹透液浑浊、腹痛,伴发热 12h
出口(换药 / 天)	(-) qd	(-) q2d	(-) q2d
体检 体重(kg)/ 水肿	57/0°	57/0°	58/0°
体检 腰围 / 臀围(cm)			
体检 血压(mmHg)	173/108	143/84	143/93
体检 心率(次 / 分)	79	100	100
口服入液 / 尿量(mL)	400	300	200
夜用超滤 / 超滤量(mL)	500 ～ 600	600 ～ 700	550 ～ 700
目前腹透方案 C/D/A(品牌)	C	C	C
目前腹透方案 PD_2/PD_4	PD_4(百特)	PD_2(威高)	PD_4(百特)
目前腹透方案 1.5/2.5/4.25	2/2/0	2/2/0	2/2/0
目前腹透方案 APD 处方			
目前降压药物 拜新同	1#bid	1#bid	1#bid
目前降压药物 诺欣妥	1#qd	1#qd	1#qd
利尿药			
促红细胞生成素(依普定)	10000U 1 次 / 周,皮下注射	10000U 1 次 / 周,皮下注射	10000U 1 次 / 周,皮下注射
铁剂(速力菲)	2#qd	dc	
活性维生素 D			
磷结合剂			
调脂药			
降糖药			
调整处方及用药	开同 4#/tid 凯那 1#/tid 左卡尼汀 1 支 /tid	开同 4#/tid 凯那 1#/tid 左卡尼汀 dc 更换腹膜透析短管	开同 4#/tid 凯那 1#/tid 左卡尼汀 dc 头孢他啶 0.5g/qd 替考拉宁 0.8g/ 每 3d,加入腹透液中留腹过夜 更换腹膜透析短管

图 5-23 患者随访记录

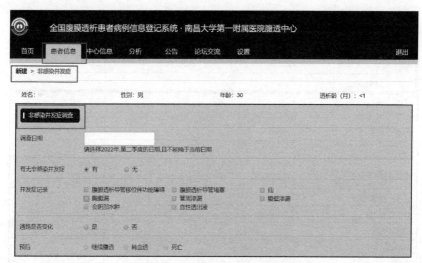

图 5-24　记录腹透非感染并发症

第八模块：点击"腹透信息"内的"合并透析模式"模块，填写本次随访信息，本次随访时段内有无合并其他透析模式，最后将原始随访记录（图 5-25）在"资料上传"端口上传后点击"保存"（图 5-26）。

随访日期		2021.10.6	2022.1.13	2022.4.1
主诉（包含内容：呼吸、心血管、大便、食欲、泌尿、神经、骨骼肌肉、皮肤、疼痛、睡眠、其他，腹透操作者，自理能力情况）		睡眠、食欲正常，无特殊不适	睡眠、食欲正常，无特殊不适	因吃隔夜饭菜致腹透液浑浊、腹痛，伴发热 12h
出口（换药/天）		(-) qd	(-) q2d	(-) q2d
体检	体重（kg）/水肿	57/0°	57/0°	58/0°
	腰围/臀围（cm）			
	血压（mmHg）	173/108	143/84	143/93
	心率（次/分）	79	100	100
口服入液/尿量（mL）		400	300	200
夜用超滤/超滤量（mL）		500～600	600～700	550～700

图 5-25

	C/D/A（品牌）	C	C	C
目前 腹透 方案	PD_2/PD_4	PD_4（百特）	PD_2（威高）	PD_4（百特）
	1.5/2.5/4.25	2/2/0	2/2/0	2/2/0
	APD 处方			
目前 降压 药物	拜新同	1#bid	1#bid	1#bid
	诺欣妥	1#qd	1#qd	1#qd
利尿药				
促红细胞生成素（依普定）		10000U 1 次 / 周，皮 下注射	10000U 1 次 / 周，皮 下注射	10000U 1 次 / 周，皮 下注射
铁剂（速力菲）		2#qd	dc	
活性维生素 D				
磷结合剂				
调脂药				
降糖药				
调整处方及用药		开同 4#/tid 凯那 1#/tid 左卡尼汀 1 支 /tid	开同 4#/tid 凯那 1#/tid 左卡尼汀 dc 更换腹膜透析短管	开同 4#/tid 凯那 1#/tid 左卡尼汀 dc 头孢他啶 0.5g/qd 替 考 拉 宁 0.8g/ 每 3d，加入腹透液中 留腹过夜 更换腹膜透析短管

图 5-25　患者目前透析模式

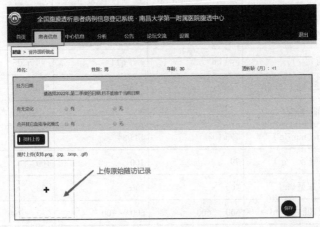

图 5-26　记录患者透析模式

（三）意义

1. 国家

（1）录入 CNRDS 中的数据支持了多项全国多中心临床研究课题。

（2）本系统数据量大、字段涵盖广，是目前世界范围内涉及内容最丰富的肾病数据库，业务规模居全国各专业前列。

（3）它显著提升了病例数据的获取能力，满足全国透析病例数据登记的任务需求。

（4）为腹膜透析标准操作规程（SOP）更新提供依据。

（5）为制定肾病专业医疗质量控制指标（2020 年版）获取数据来源。

（6）督促各中心完成数据登记工作，促进系统良性发展，做好数据登记质量持续改进工作（图 5-27、图 5-28）。

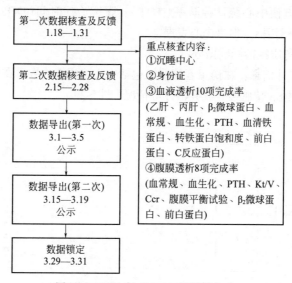

图 5-27　2021 年 CNRDS 数据核查

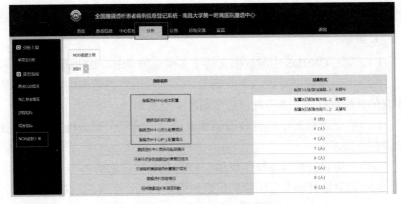

图 5-28　中心 NCIS 数据上报内容

2. 医院及中心

（1）配合国家质控管理，按质控要求回馈数据。

（2）各质控数据为中心提供医患交流，方便随时调阅患者信息，并与患者取得相应的联系。

（3）能定期监测患者质控指标。

（4）为中心提供科研数据。

（5）方便中心统计掉队率（TOT）、腹透治疗时间（DOR）、腹膜发生率等敏感指标，促进中心发展。

（6）各质控指标数据分析

① 累计信息：在访患者情况，包括中心腹透总人数、在访人数、死亡、肾移植、转血透、放弃治疗等情况（图 5-29）。

模块	一级分类	患者例数	占比
在访患者情况	中心腹透总人数	1606	
	在访人数	746	
	死亡	382	23.8%
	肾移植	158	9.8%
	转血透	276	17.2%
	好转拔管	0	0.0%
	放弃治疗	1	0.1%
	转出	4	0.2%
	腹膜炎	292	18.2%

图 5-29　中心在访患者情况累计信息汇总

② 年度信息：包括中心在访人数、全年新增人数、死亡、肾移植、转血透等项目。

③ 在访患者情况：有男女比例、平均年龄、大于 65 岁、透析龄、透析龄＞5 年等数据分布情况。

3. 中心医务人员

随着移动互联网、智能等新技术的发展，运用于指导临床的数据与日俱增，通过数据监测平台将录入的分散数据整合，依据平台分析，提供直观且强有力的医疗决策支持，警示患者的健康危害因素，并为医护对患者病情做出正确的判断提供依据；方便了解本中心各类质控指标数据，提取第一手资料，提高中心医务人员对患者可控指标的关注度，间接地改善了医患关系，推动腹膜透析高质量可持续化发展。

4. 患者

信息的录入能及时找出患者信息，方便取得联系，随时掌握患者动向；平台的建立，有利于筑牢患者及家属共同面对疾病的信心，拉紧患者与医护之间和谐的共同纽带。从质控数据平台分析的结果，折射出存在的问题，实现对患者不利健康因素的可控改变及全程监管。

国家肾病学专业医疗质量管理与控制中心旨在不断完善适合我国国情的肾脏病质控体系，促进肾脏病质控工作的规范化、专业化、标准化、精细化，提高肾脏病医疗服务同质化程度和整体水平，缩小地区、医院间的差距，改善医疗服务、提高医疗质量、保障医疗安全，并为国家制定卫生政策提供技术支持。

二、中山大学附属第一医院的腹膜透析信息登记系统

2003 年，在余学清教授牵头带动下，我院中心开始引进中山大学附属第一医院的腹膜透析信息登记系统，用于纳入科研项目腹透患者的数据收集，其内容大体上与国家肾脏病医疗质量控制中心系统一致，但在科研数据处理方面更具有优势，秉承着精益求精、客观真实的信念，全力开展腹透数据录入工作。

三、南昌大学第一附属医院的学透通®智能系统

随着终末期肾脏病进入肾脏替代治疗阶段，入组腹透人数呈现上升

的趋势，本中心致力打造具有特色性并符合本中心发展的腹膜透析管理系统，引进学透通®智能系统。区别国家肾脏病医疗质量控制中心系统的不同之处在于：数据更新更迅速、及时，相比较每季度数据更新而言，不仅体现在每月数据的变化（单月系统新增人数、本月已经随访患者、本月计划随访患者、下月计划随访患者、脱访预警患者、本月转归患者等），而且还将腹透随访的工作量量化标准，形成一套系统的可操作实施计划；系统还能反映各随访质控指标的完成情况，做出预警提示。

四、智慧腹透系统

自2021年以来，智慧腹透服务中心逐渐兴起。它具有简单易学、易操作、实用性强等特点。智慧腹透app分为患者端和医护端，同为一部可移动设备，登录账号密码，进入页面进行操作。

（1）智能导诊　设立于SPDC前台，每位患者配备独立的ID识别卡，记录患者的身份信息和诊疗信息；通过导诊台的智能导诊助手，迅速完成患者信息登记。

（2）快速预检　运用智能设备，腹透专职护士快速完成腹透患者预检，预检完成后，护士发放提示条，分流患者至透析中心其他区域。

（3）智慧门诊　配置智慧腹膜透析信息化管理app终端，医生通过终端直接调阅患者信息，综合制订本次诊治方案；患者参阅诊治方案，自助分流至宣教培训区或营养指导区；居家诊疗方案直接发送至腹膜透析专科护理端及患者端。

（4）自助操作　如患者需更换腹膜透析液，依照医师处方和医嘱缴费后，于诊疗床就坐，刷个人识别卡。参照卡内的处方信息，辅助机器人提供相应浓度的腹膜透析液，患者可自助进行换液操作。换液治疗信息（引流时长、灌注时长、超滤量等）直接发送至app终端。自助操作室配备智能电子秤；废液袋直接投入废液处理区。

（5）多维培训　多维培训室，主要用于培训、患者教育、科普宣传、病友互动等。室内设有多维患者教育媒体，非医护培训时段内，患者扫描ID登录后，自行选择观看内容，可以按照医师方案进行针对性学习。

（6）智慧病房　智能化设备自动收集患者体征，数据实时传输至导诊护士台，自动预警，护士可及时响应。

患者端（图5-30、图5-31）内容涵盖处方、透析日记、个人档案、医

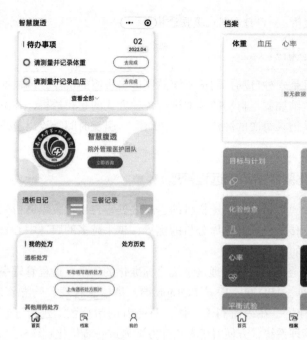

图 5-30　智慧腹透系统患者端界面 1　　　图 5-31　智慧腹透系统患者端界面 2

患问答环节，包括身高、体重、血压、心率、尿量、超滤量以及在透析处方等，可实时录入数据，并记录每次透析和进食情况，每月随访检验检查数据并拍照自动上传，小程序将定时推送通知提醒及时更新每日透析情况，同时，在透析期间遇到问题可与中心医务人员交流，获取解决方案。

医护端作为程序管理员，不仅要求回复患者问题、做出正确指导，还要维护程序正常运行，并且管理好中心患者透析情况。

第四节　自动化腹膜透析机远程管理运用

一、自动化腹膜透析

APD 泛指采用自动化循环机进行腹膜透析治疗的任何腹透形式，包括 IPD（间歇性腹膜透析）、NIPD（夜间间歇性腹膜透析）、CAPD（持续非卧床腹膜透析）、TPD（潮式腹膜透析）。

二、腹膜透析机

腹膜透析机是一种自动控制透析液循环进出腹腔的机器，可根据医生的处方，由电脑控制，自动持续地进行各种方式的腹膜透析，并由电脑操作、监测并记录每次的灌流量、停留时间、引流时间、流出量及透析液温度。

三、自动化腹膜透析机远程管理

比较传统腹膜透析与腹膜透析机的不足之处，自动化腹膜透析机远程管理具备数据传输机云数据库分析的优势，越来越多的腹透中心管理中更倾向于后者的发展模式。

自动化腹膜透析机远程管理是系统化标准化的体系，远程管理平台包括云端服务器、APD机、医护PC+app端，集信息管理、处方管理、透析数据存储分析、在线监测于一体，对患者的治疗数据进行连续跟踪，建立数据管理系统，方便对患者治疗方案做进一步优化（图5-32）。

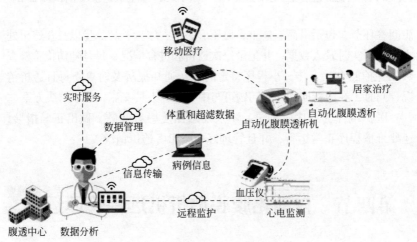

图5-32　腹膜透析远程管理平台

（一）云端服务器

（1）透析处方远程下载。

（2）远程监测，保证治疗的安全性。

（3）自动化腹膜透析数据的自动上传。

（4）利用手机 app 功能实现手动腹膜透析数据的无纸化记录和 APD 自动记录，医护人员可随时查看。

（二）APD 机

APD 机趋向支持多种治疗模式、动力型、居家使用、安全监测、易操作、远程监控等方向发展，APD 相比传统 CAPD 治疗，可降低腹膜炎等并发症的发生率，提高透析充分性，并且有助于提高患者的生活质量。APD 适合大部分 PD 患者，特别适合需要工作和学习，具有一定经济条件的患者；适合高转运和高平均转运者，残余肾功能低或无尿，超滤衰竭 CAPD 不能充分透析，体表面积大等患者。

（1）具有腹膜透析处方记忆功能，默认治疗方案。

（2）每次自动完成治疗记录，保证数据准确性。

（3）自动完成重要数据采集，实现透析数据存储分析。

（4）数据统计存储患者的治疗结果、化验结果及身体参数等，相关数据可产生报表，便于收集及管理。

（三）医护 PC+app 端

医护 PC+app 端分为患者管理、处方管理、用药管理、健康管理、结果管理等内容，对其进行细致化分管，医护端 app 能实现患者管理、在线监测等目的；患者端 app 给患者提供一个可以提交自己体征健康数据和手动透析治疗数据的平台。

医护 PC+app 端可操作界面：

（1）患者管理　医务人员可添加患者，并实现分级管理。

（2）处方管理　可查看或者修改患者透析处方，每次完成治疗后实时评估本次治疗，有助于优化 APD 透析处方。

（3）用药管理　方便添加用药信息，依据病情及检查检验结果对用药情况及时做出调整。

（4）健康管理　腹透中心便于做月报、年报，完成质控评估。

（5）结果管理　自动上传患者的治疗结果，对患者手机端做出反馈指导，提升患者生活质量。

（6）在线监测　实时在线查看患者治疗情况，有利于及时发现透析相关问题，减少因并发症所致的住院，改善其依从性。

中心医务人员可以及时了解治疗情况，进行相关数据分析，指导患者的治疗和护理，实现实时、在线、全程管理，便于医患互动，获取和集成更完整的信息；减少相关并发症的发生，提高治疗的依从性，减少患者门诊随访频率，降低医疗费用，节约医疗资源。

自动化腹膜透析机远程管理可以对居家腹透患者进行有效的检查，解决地域限制，能够满足患者居家治疗时医护远程监控和指导的需求，在线提供医患沟通交流功能，降低公共卫生事件爆发带来的负面影响；使居家腹膜透析治疗更加智能、安全、精准、高效。

远程管理平台的建立旨在打造新型医疗服务平台，实现医患实时交流，提供专业医疗服务，进行必要的健康教育等功能。远程管理平台使医护人员与患者之间建立更密切的联系，能及时获取患者居家治疗的各种信息，可以实时对腹膜透析患者进行治疗监控和方案调整，推荐使用。

第六章

经典案例分析

案例一：容量超负荷

（一）患者基本情况

王某，女，42岁，未婚，与父母合住。职业：保健品销售。

（二）简要病史

患者因腹膜透析8年余，胸闷、气紧、心慌、不能平躺2天，于2020年8月17日，以"急性心力衰竭，慢性肾脏病5期"入我院住院治疗。

2002年因发热在我院诊断为系统性红斑狼疮。2005年在南方医院行自体干细胞移植，患者自诉痊愈，2012发现肾功能异常，于2012年5月9日在我院行腹膜透析置管，术后规律透析，规律随访，病情平稳。患者一个月前出现双下肢水肿，详细询问病情，发现患者近一个月独自生活，经常吃面条配榨菜，对饮食未引起足够重视，没有意识去控水控盐，偶尔出现恶心呕吐，自行饮用保健食品。

2020年8月17日以胸闷、气紧、心慌、不能平躺2天，行住院治疗。入院查体：T 36.5℃，P 121次/分，BP 196/122mmHg，体重58kg。患者神志清楚，急性病面容，全身高度水肿，入院后生化指标见表6-1。辅助检查：心脏彩超显示室间隔及左后室增厚，左心室相对增大。入院后给予急诊血液透析、降压、补钾等处理。症状改善出院。

（三）原因分析

（1）液体平衡的自我管理意识不强，限盐限水的概念不够。
（2）随着腹透时间的增长，对腹透要求逐渐放宽。
（3）家庭支持不够，由父母合住变为独居状态。

（四）治疗

2020年8月17日给予行心电监护，低流量吸氧，生理盐水50mL+硝普钠5mg微量泵入5mL/h降血压，生理盐水20mL+氯化钾30mL微量泵入6mL/h，并且给予急诊血液透析。腹膜透析治疗方案：CAPD白天2.5%低钙腹膜透析液2000mL留腹4h×3次，晚上2.5%低钙腹膜透析液2000mL留腹过夜，并且每袋加入氯化钾6mL。口服降压药沙库巴曲缬沙坦钠（诺欣妥）1片每日2次，特拉唑嗪（高特灵）1片每晚睡前服用1次。

2020年8月18日氯化钾15mL每日3次，用果汁兑服。

2020年8月24日血压已下降至141/112mmHg，血钾正常，停止泵硝普钠和氯化钾，停止腹透液中加氯化钾，继续口服降压药沙库巴曲缬沙坦钠（诺欣妥）1片每日2次，特拉唑嗪（高特灵）1片每晚睡前服用1次。于2020年8月28日好转出院。

表6-1　容量超负荷治疗前后各数据对照

日期	体重/kg	水肿程度	血压/mmHg	腹透方案CAPD 1.5%/2.5%/4.25%	超滤量/mL	尿量/mL	肌酐/（μmol/L）	尿素氮/（mmol/L）	血钾/（mmol/L）	血钠/（mmol/L）	白蛋白/（g/L）	B型利钠肽/（pg/mL）
2020/05/07	52	轻度	141/102	0/4/0	614	700	962	12.1	3.55	143.8	40.4	3051
2020/08/17	58	重度	199/122	0/4/0	900	500	1052.7	11.73	2.23	150.0	33.8	＞35000
2020/08/24	52	中度	141/112	0/4/0	950	300	1140	12.8	4.34	147.4	33.7	未查
2021/07/14	49	无	102/81	0/4/0	1200	0	1049	19.67	4.33	138.2	37.8	3058

（五）护理

2020年5月7日复查结果显示有轻度的水失衡，已向患者和家属交代控制水盐的重要性，并且要落到实处，禁忌食用榨菜、豆腐乳、豆瓣酱、面条等，养成关注食物成分标签的习惯，认真记录腹透日记。

2020年8月17日再次培训患者及家属掌握液体平衡，交代控制水盐的重要性及摄入过多的危害。注意补充钾，每日蔬菜、水果摄入要足量。饮食切忌随意。

2020年8月28日嘱咐患者吃一堑长一智，让控水控盐成为饮食习惯。

（六）后续跟踪

患者自2020年8月28日出院后至今为止没有出现液体平衡的问题，各数据见表6-1。

（七）经验教训

通过该案例知晓腹透患者饮食要全面，不能忽视蔬菜、水果的摄入，限制高钠食物，遵照量出为入的原则，认真记录居家日记，养成每日监测血压和体重的习惯，发现问题及时寻求腹透中心医护的帮助。

由表 6-1 可知，在医护和患者通力合作下，患者的容量问题得以解决，该患者相关各项生化指标得到较好改善。

案例二：腹膜炎

（一）患者基本情况

周某，男，61 岁，已婚，与妻子二人生活。职业：退休在家。

（二）简要病史

患者因腹痛、透出液浑浊（图 6-1）、发热 2 天于 2018 年 10 月 20 日以"腹膜炎"收入住院治疗。

患者 2000 年体检发现血糖高，2003 年因头晕乏力发现血压高，2014 年出现肾功能异常，2015 年 11 月肌酐升高至 968μmol/L，于 2015 年 11 月 23 日在我院行腹膜透析置管术。术后规律随访，各项指标均控制较好。

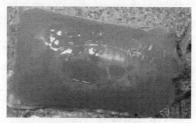

图 6-1　透出液浑浊

2018 年 10 月 20 日患者感脐周围疼痛，透出液浑浊，发热 2 天，详细询问病情得知其独生女不幸去世导致情绪低落绝望，腹透操作时常常不洗手，不戴口罩。入院查体：T 38.5℃，P 95 次 / 分，BP 180/105mmHg，体重 74kg。患者神志清楚，急性病容，贫血貌，腹部有压痛，双下肢高度水肿。腹水常规细胞总数 650 个 /μL，中性分叶核粒细胞 90%，淋巴细胞 10%。腹水培养结果：金黄色葡萄球菌，未培养出真菌。心脏彩超显示：左心房增大，室间隔增厚。门诊生化指标见表 6-2，通过数据对比可以看出，通过治疗及护理干预后各项指标得到较大的改善。给予抗生素治疗已痊愈。

（三）原因分析

（1）心理因素　家庭不良事件导致情绪低落。

（2）无菌操作执行不到位　常常不洗手，不戴口罩。

（3）营养不良　白蛋白 25.9g/L。

（4）体内高血糖环境　空腹血糖 11.8mmol/L，糖化血红蛋白 9.9%。

（四）治疗

给予头孢他啶 1g 每晚睡前 1 次加入腹透液中留腹过夜，替考拉宁 0.8g 每 3 天 1 次加入腹透液中留腹过夜，用药周期 21 天，给予降压等治疗，调整胰岛素的用量。经过 21 天的治疗后腹膜炎得愈，于 2018 年 12 月 11 日出院。腹膜炎治疗前后数据对照见表 6-2。

表 6-2　腹膜炎治疗前后数据对照

日期	体重/kg	血压/mmHg	腹透方案CAPD 1.5%/2.5%/4.25%	超滤量/mL	尿量/mL	肌酐/（μmol/L）	尿素氮/（mmol/L）	血糖/（mmol/L）	血钠/（mmol/L）	白蛋白/（g/L）	糖化血红蛋白/%	B型利钠肽/（pg/mL）
2018/01/08	70	130/78	2/2/0	600	200	1056.3	27.1	7.8	139.9	41.5	未查	614.38
2018/10/21	74	185/105	2/2/0	300	200	967.1	22.1	11.8	143.1	25.9	9.9	未查
2018/12/10	70	128/76	2/2/0	600	200	853.9	21.1	8.5	137.9	35.1	6.6	未查
2020/06/18						转血液透析						

（五）护理

（1）给予腹膜炎再培训，加强患者无菌观念，一定要落实到位，反复向患者强调无菌操作的重要性。

（2）液体平衡再培训，严格控水限盐，切忌食用面条、稀饭、清汤等含水分多的食物。

（3）提高白蛋白，加强营养，补充足量的优质蛋白质。

（4）控制好血糖，按时监测血糖并记录，咨询专科医生调整胰岛素的用量。

（5）心理护理，患者因家庭遭遇变故，情绪低落，消极绝望表示"以上你说的我都知道，可就是完全没有心情去做这些"。帮助患者解决心理问题早日走出阴霾，调整心态，积极直面现实，教导其正确识别当前情绪。嘱其适当活动，认真做腹透和定期监测血糖，饮食要得当。

（六）后续跟踪

患者于2018年12月11日腹膜炎治愈出院，未再发生腹膜炎，2020年6月18日因溶质清除不充分转我院行血液透析治疗，各数据见表6-2，心理状态稳定，积极乐观，现注重自身的身体健康管理。

（七）经验教训

该患者并发腹膜炎的直接原因是：患者腹透操作时未洗手、未戴口罩。腹透操作不规范的根源是患者由于遭遇生活事件打击而情绪低落。

当患者遭遇生活不幸出现问题时，腹透专科护士要及时给予心理干预，帮助患者早点走出困境。并且强调严格按照腹透操作规范进行腹透换液，同时加强营养，特别要注意控制好血糖，关注自身水平衡。

案例三：隧道炎

（一）患者基本情况

杨某，男，34岁，已婚，育一儿一女。职业：腹透手术前是一名油漆工，术后开网约出租车。

（二）简要病史

患者发现肾功能异常6年，维持腹膜透析2年余，左侧原腹膜透析置管处反复有脓性分泌物10个月，于2021年10月26日入我院治疗。

2014年因做工时右手抽筋，于浙江省海宁市某医院就医查尿蛋白+++，行肾活检诊断为"IgA肾病"。有高血压病史6年，2018年肾功能异常，就诊于江西省上饶市某医院，行右颈静脉临时置管术，进行血液透析2周后于2018年11月19日行（左）腹膜透析置管术。术后规律透析，2个月后发现腹膜透析导管漂管，2019年1月4日在我院行腹膜透析导管复位术。术后在我院规律随访半年，此后由于其医保报销的个人原因，自2019年7月自行于上饶市某医院复查。2020年7月起患者腹膜透析置管出口处反复出现红肿痛甚至有脓性分泌物，详细询问病情得知天气炎热下开网约车汗流浃背，常常在外吃快餐，每天工作 14h 以上。刚刚开始自行用莫匹罗星软膏好转后又反复发作，于 2020 年 12 月因腹膜透析导管口反复感染 5 个月至上饶市某医院住院，给予抗生素（具体用药不详）治疗，治疗效果不理想。2020 年 12 月 25 日拔除左侧腹膜透析导管，并行右侧腹膜透析置管术，术后左侧伤口一直未痊愈，表皮形成陈旧覆膜，在家规律进行腹膜透析治疗。2021 年 2 月 1 日因左侧原腹膜透析导管口处反复流脓 1 个月余就诊于上饶市某医院，予以抗感染治疗，稍好转后出院。2021 年 3 月左侧腹膜透析导管置管处反复流脓，以"隧道炎"入我院予以抗生素治疗 21 天好转出院。

患者规律透析 2 年余，现左侧腹膜透析导管置管处反复流脓 10 个月，腹痛 2 天，2021 年 10 月 26 日以"隧道炎"进一步入我院治疗。入院查体：T 36.5℃，P 100 次 / 分，R 20 次 / 分，BP 110/91mmHg。患者神志清楚，贫血貌，颜面及双下肢无水肿，左侧腹膜透析导管处触摸皮下有鸡蛋大小的硬块，出口处有脓性分泌物，右侧腹膜透析置管处无红肿，外敷料清洁干燥。B 超显示：左下腹部处皮下异常回声，考虑炎症包块改变。腹水常规正常。经过一个月余治疗后，症状未得到缓解，于 2021 年 11 月底转烧伤科治疗，于 2021 年 12 月初在全身麻醉下行两次伤口感染切除性清创术 + 创面封闭式腹压引流术（VSD），第二次同时行全身麻醉下伤口皮肤缝合术，才得以痊愈。

（三）原因分析、治疗及护理措施

原因分析、治疗及护理措施见表 6-3。

表 6–3　原因分析、治疗及护理措施

时间	就诊地点	培养菌	原因分析	治疗方案	护理措施	转归
2020 /12 /10	上饶市某医院	未知	无菌观念不强，出口处经常被汗液污染，未及时换药；超负荷工作，每天工作 14h 以上；营养不良；依从性下降	抗生素用药不详，拔除左侧腹膜透析导管，右侧重新置管	2020 年 3 月、7 月、11 月电话随访强调：注意无菌观念，规范换液换药，保证饮食卫生及营养充足，不要透支身体健康	脓性分泌物减少，好转出院

时间	就诊地点	培养菌	原因分析	治疗方案	护理措施	转归
2021/03/13	南昌大学第一附属医院（肾内科）	耐甲氧西林金黄色葡萄球菌（MRSA）	无菌观念不强；白蛋白低（22.7g/L）；该细菌属于多重耐药菌，用药不彻底	哌拉西林钠舒巴坦钠 4.5g 静脉滴注，Q12h×21 天	入院后给予出口处护理再培训；改善营养，保证足量的优质蛋白质的摄入	脓性分泌物减少，好转出院
2021/10/29	南昌大学第一附属医院（肾内科）	耐甲氧西林金黄色葡萄球菌（MRSA）	无菌观念仍需要巩固；白蛋白低（23.8g/L）	哌拉西林钠他唑巴坦钠 4.5g 静脉滴注，Q12h×21 天	帮助患者改变无菌观念差的现状，反复提醒患者规范换液换药，注意个人卫生	未愈合，转烧伤科继续治疗
2021/12/10	南昌大学第一附属医院（烧伤科）	耐甲氧西林金黄色葡萄球菌（MRSA）	该细菌属于多重耐药菌，用药不彻底	给予阿莫西林克拉维酸钾 1.2g 静脉滴注，每日 2 次。全身麻醉下行两次伤口感染切除性清创术＋创面封闭式腹压引流术（VSD），第二次同时行全身麻醉下伤口皮肤缝合术。病理诊断为腹部窦道组织，符合溃疡	继续加强患者无菌观念，加强电话随访，让患者无菌观念扎根于脑海	痊愈出院

（四）后续跟踪

2021 年 12 月出院至今，左侧原置管处皮肤完好，无红、肿、疼痛及分泌物等症状，右侧腹透置管处无红肿，外敷料清洁干燥。患者的观念和行为与以前大相径庭，现换液换药严格执行无菌操作规程，从不外出就餐，工作强度已减轻，目前每天仅工作半天。

（五）经验教训

患者由于出口处护理不当导致隧道炎，多次住院抗生素治疗，还经历全身麻醉手术，最终才得以痊愈。所以当出口处出现感染时要及时就医，切忌麻痹大意，用药要规范。

无菌观念一定要扎根于脑海，严格执行到位，让无菌观念成为习惯，加强营养，保证充足的蛋白质摄入，尽可能减少外出就餐，不要超负荷工作透支身体，当出现出口处炎症要引起足够的重视，一定要及时按疗程治疗用药。

附录

附录 1　腹膜透析相关计算公式

（一）肾功能（eGFR）计算公式

1. MDRD 简化公式

eGFR ＝ 186× 血肌酐 −1.154× 年龄 −0.203×0.742（女性）

注：血肌酐单位为 mg/dL（1mg/dL ＝ 88.4μmol/L）；年龄单位为岁；eGFR 单位为 mL/（min·1.73m^2）。

2. 慢性肾脏病流行病学合作研究（CKD–EPI）公式（附表 1）

附表 1　慢性肾脏病流行病学合作研究（CKD–EPI）公式

种族和性别		血肌酐水平 /［μmol/L/（mg/dL）］	公式
黑人			
	女性	≤ 62（≤ 0.7）	GFR ＝ 166×（Scr/0.7）$^{-0.329}$×（0.993）^{年龄}
		＞ 62（＞ 0.7）	GFR ＝ 166×（Scr/0.7）$^{-1.209}$×（0.993）^{年龄}
	男性	≤ 80（≤ 0.9）	GFR ＝ 163×（Scr/0.9）$^{-0.411}$×（0.993）^{年龄}
		＞ 80（＞ 0.9）	GFR ＝ 163×（Scr/0.9）$^{-1.209}$×（0.993）^{年龄}
白人或其他人种			
	女性	≤ 62（≤ 0.7）	GFR ＝ 144×（Scr/0.7）$^{-0.329}$×（0.993）^{年龄}
		＞ 62（＞ 0.7）	GFR ＝ 144×（Scr/0.7）$^{-1.209}$×（0.993）^{年龄}
	男性	≤ 80（≤ 0.9）	GFR ＝ 141×（Scr/0.9）$^{-0.411}$×（0.993）^{年龄}
		＞ 80（＞ 0.9）	GFR ＝ 141×（Scr/0.9）$^{-1.209}$×（0.993）^{年龄}

（二）残余肾 GFR 和 Kt/V 操作步骤及计算

1. 残余肾 GFR 计算

残余肾 GFR ＝（肾尿素清除率 + 肾肌酐清除率）/2

肾尿素清除率（mL/min）＝（尿尿素 / 血尿素）×24h 尿量 /1440

肾肌酐清除率（mL/min）＝（尿肌酐 / 血肌酐）×24h 尿量 /1440

尿尿素和血尿素的单位为 mmol/L，尿肌酐和血肌酐的单位为 μmol/L，尿量单位为 mL。

2. Kt/V 计算

每周总 Kt/V ＝（每日腹膜透析 Kt/V + 每日残余肾 Kt/V）× 每周透析天数

$$每日腹膜透析\ Kt/V = \frac{24h\ 透出液尿素（mmol/L）\times 24h\ 透析液排出总量（L）}{血尿素（mmol/L）\times V}$$

$$每日残余肾\ Kt/V = \frac{24h\ 尿尿素（mmol/L）\times 24h\ 尿量（L）}{血尿素（mmol/L）\times V}$$

男性成年：V = 2.447−0.09516× 年龄（岁）+ 0.1704× 身高（cm）+ 0.3362× 体重（kg）

女性成年：V = −2.097 + 0.1069× 身高（cm）+ 0.2466× 体重（kg）

男性儿童：V = 0.01× [身高（cm）× 体重（kg）]$^{0.68}$−0.37× 体重（kg）

女性儿童：V = 0.14× [身高（cm）× 体重（kg）]$^{0.64}$−0.35× 体重（kg）

3. Ccr 的计算

总 Ccr ＝残余肾 Ccr + 腹膜 Ccr

$$残余肾\ Ccr（L/周）= \frac{尿肌酐值（\mu mol/L）}{血肌酐值（\mu mol/L）} \times 尿量（L）\times 7 + \frac{尿尿素值（mmol/L）}{血尿素值（mmol/L）} \times 尿量（L）\times 7$$

$$腹膜\ Ccr（L/周）= \frac{透析液肌酐值（\mu mol/L）}{血肌酐值（\mu mol/L）} \times 24h\ 腹透液排出总量（L）\times 7$$

上述结果需按 1.73m^2 体表面积校正：

$$校正值＝计算值 \times 体表面积 /1.73m^2$$

（三）腹膜平衡试验（PET）操作步骤及计算

1. 标准 PET

（1）行 PET 前一晚，放出腹膜透析液，然后注入一袋（2L）的腹膜透析液，留腹 8 ～ 12h。

（2）患者取站立位，将隔夜留腹的透析液放出，放出时间不超过 20 ～ 25min，并记录引流量。

（3）患者取平卧位，10min 内放入腹腔 1 袋 2L 2.5% 透析液，每放入 400mL 时身体向两侧转动。

（4）设腹膜透析液注入腹腔后的时间定位 0 时，腹膜透析液留腹 2h

时，从腹腔中放出200mL透析液，取其中10mL作透析液标本，将余下的190mL放回腹腔。

（5）在整个4h的腹膜透析液停留过程中，患者可取坐位或站位，并可自由走动。120min时抽取血标本。

（6）停留4h后，患者取坐位，将全部腹膜透析液放出，放液时间不超过20min；取腹膜透析液10mL作透析液标本，并记录总引流量。同时抽取血标本。

将上述血和透析液标本送检，测定0h、2h、4h肌酐和葡萄糖浓度，计算0h、2h、4h透析液与血液中肌酐的浓度比值（D/Pcr）；计算2h、4h与0h透析液中葡萄糖浓度的比值（D/D_0）。

2. 改良版PET

（1）标本采集　其操作方法与标准PET相似，用2L含4.25%葡萄糖透析液留腹4h，分别收集0h、1h、4h的透析液及1h的血标本测定肌酐、葡萄糖和钠离子浓度。

（2）标本检测

① 4h透析液肌酐与血肌酐比值（4h D/Pcr）。

② 根据Garred公式计算肌酐的物质转运面积系数（MTAC）以反映有效腹膜表面积。

MTAC计算采用Garred公式：$MTAC = (Vd/t) \cdot Ln [Vi \cdot P/Vd (P-Dt)]$

式中，Vd为透析液引流量；t为留腹时间；Vi为透析液注入量；P为溶质的血浆浓度；Dt为溶质的透析液浓度。

③ 测定1h透析液钠与血钠比值（1h D/PNa），反映腹膜水通道介导的水转运。

④ 记录净超滤量（nUF），nUF小于400mL定义为超滤衰竭。

附录 2　腹膜透析导管出口处评估

腹膜透析患者抵抗力低下易并发感染，当无菌操作不严格时，腹膜透析导管出口处皮肤易引起感染，表现为脓性分泌物及伴或不伴管周围皮肤红肿。目前将导管出口处状况分为 5 类，即急性感染、慢性感染、可疑感染、良好出口和极好出口（附表 2）。出口处评分 4 分或以上者为感染，如仅有脓性分泌物也可以诊断感染。4 分以下者是否合并感染还需结合临床情况考虑（附表 3）。

附表 2　导管出口处状况

急性感染	出口处出现疼痛、红肿，皮肤充血部位直径大于腹膜透析管直径 2 倍以上，皮肤变硬，有脓性或血性引流物和外生性肉芽组织，窦道表皮收缩。炎症持续时间 < 4 周
慢性感染	窦道内渗液，肉芽组织长出口或在窦道内异常生长，出口可被肉芽组织覆盖，有较大的硬壳或血痂，可无疼痛、红肿。炎症持续时间 > 4 周
可疑感染	窦道内渗液，出口周围和窦道内肉芽组织轻度增生，引流物黏稠，每天结痂 1 次，常无疼痛和皮肤变硬，皮肤充血部位直径大于腹膜透析管直径 2 倍以上
良好出口	窦道内潮湿、无渗液，窦道内可见肉芽组织，并部分被上皮覆盖，引流物黏稠，2 天以上结痂 1 次，出口颜色呈浅橘红色
极好出口	出口形成 6 个月以上，窦道内完全由上皮覆盖，窦道内干燥，偶有潮湿和少量黏稠分泌物，7 天以上结痂 1 次，出口颜色正常或微黑

附表 3　出口处评分系统

项目	0 分	1 分	2 分
肿胀	无	仅限于出口，< 0.5cm	> 0.5cm 和（或）隧道
痂	无	<0.5cm	>0.5cm
发红	无	<0.5cm	>0.5cm
疼痛	无	轻微	严重
分泌物	无	浆液性	脓性

注：总分 ≥ 4 分表示存在出口处感染，只要出现脓性分泌物即可诊断。小于 4 分可能代表感染，也可能没有感染。

附录 3 腹膜透析相关感染的抗生素选择

（一）腹膜透析相关性腹膜炎

CAPD 患者及 APD 患者腹腔内使用抗生素的推荐剂量分别见附表 4 及附表 5。

附表 4 CAPD 患者腹腔内使用抗生素的推荐剂量[①]

药物	间歇给药 （每天 1 袋腹膜透析液加药）	连续给药 （mg/L，每袋腹膜透析液加药）
氨基糖苷类		
阿米卡星	2mg/kg	LD 25, MD 12
庆大霉素	0.6mg/kg	LD 8, MD 4
奈替米星	0.6mg/kg	LD 8, MD 4
妥布霉素	0.6mg/kg	LD 8, MD 4
头孢菌素类		
头孢唑林	15mg/kg	LD 500, MD 125
头孢吡肟	1000mg	LD 500, MD 125
头孢噻吩	15mg/kg	LD 500, MD 125
头孢拉定	15mg/kg	LD 500, MD 125
头孢唑肟	1000mg	LD 250, MD 125
青霉素类		
阿洛西林	ND	LD 500, MD 250
氨苄西林	ND	MD 125
苯唑西林	ND	MD 125
萘夫西林	ND	MD 125
阿莫西林	ND	LD 250 ～ 500, MD 50
青霉素 G	ND	LD 5 万单位，MD 2.5 万单位
喹诺酮类		
环丙沙星	ND	LD 50, MD 25
其他类		
万古霉素	15 ～ 30mg/kg，每 5 ～ 7 天 1 次	LD 1000, MD 25
替考拉宁	15mg/kg	LD 400, MD 20
氨曲南	ND	LD 1000, MD 250
达托霉素	ND	LD 100, MD 20
利奈唑胺	200 ～ 300mg qd 口服	
抗真菌药		
两性霉素 B	NA	1.5
氟康唑	200mg，每 24 ～ 48h	
复合药		
氨苄西林 / 舒巴坦	2g q12h	LD 1000, MD 100

亚胺培南 / 西司他丁	1g bid	LD 500, MD 200
奎奴普丁 / 达福普汀	25mg/L 隔袋用[②]	
甲氧苄啶 / 磺胺甲噁唑（复方新诺明）	960mg bid 口服	

① 主要经肾脏清除的药物用于有残余肾功能患者（尿量 ≥ 100mL/d）时剂量需增加 25%。

② 与静脉给药（500mg bid）联合使用。

注：ND—无数据；bid—每日 2 次；NA-—不适用；LD—负荷剂量（mg/L）；MD—维持剂量（mg/L）。

附表 5　APD 患者腹腔内使用抗生素的推荐剂量

头孢唑林	20mg/kg，1 次 / 天（添加于长留腹的腹膜透析液中）
头孢吡肟	1g，1 次 / 天（添加于长留腹的腹膜透析液中）
万古霉素	LD 30mg/kg，MD 15mg/kg，每 3 ~ 5 天 1 次（均添加于长留腹的腹膜透析液中，保持血清谷浓度 > 15g/mL）
妥布霉素	LD 1.5mg/kg，MD 0.5mg/kg，1 次 / 天（添加于长留腹的腹膜透析液中）
氟康唑	200mg，每隔 24 ~ 48h 用药 1 次

注：LD—负荷剂量（mg/L）；MD—维持剂量（mg/L）。

（二）导管相关感染

出口处和隧道感染时应用的口服抗生素见附表 6。

附表 6　出口处和隧道感染时应用的口服抗生素

阿莫西林	250 ~ 500mg bid
头孢氨苄	500mg bid 至 tid
环丙沙星	250mg bid
克拉霉素	首剂 500mg，之后 250mg bid 或 qd
双氯西林	500mg qid
红霉素	500mg qid
氟氯西林（或氯唑西林）	500mg qid

氟康唑	200mg qd×2 天，之后 100mg qd
氟胞嘧啶	0.5 ～ 1g qd 逐步增加剂量观察，保持血清谷浓度为 25 ～ 50g/mL
异烟肼	200 ～ 300mg qd
利奈唑胺	400 ～ 600mg bid
甲硝唑	400mg bid
莫西沙星	400mg qd
氧氟沙星	首剂 400mg qd，之后 200mg qd
吡嗪酰胺	25 ～ 35mg/kg tiw
利福平	体重 <50kg：450mg qd
	体重 >50kg：600mg qd
甲氧苄啶 / 磺胺甲噁唑	80/400mg qd

注：qd—每日 1 次；bid—每日 2 次；tid—每日 3 次；qid—每日 4 次；tiw—每周 3 次。

参考文献

［1］López-Oliva MO, Rivas B, Pérez-Fernández E, et al. Pretransplant peritoneal dialysis relative to hemodialysis improves long-term survival of kidney transplant patients:a single-center observational study［J］. Int Urol Nephrol,2014,46(4):825-832.

［2］Rivara MB, Mehrotra R. The changing landscape of home dialysis in the United States［J］. Curr Opin Nephrol Hypertens, 2014, 23(6):586-591.

［3］倪兆慧，金海姣. 中国腹膜透析发展70年［J］. 中国血液净化，2019, 18(10):661-663.

［4］余学清. 腹膜透析治疗学［M］. 北京：科学技术文献出版社，2007.

［5］何晓容，奚春华，沈英. 社区腹膜透析专职护士在医院—社区—家庭一体化管理中的作用及效果分析［J］. 山西医药杂志，2021, 50(6): 1027-1029.

［6］李腊明. 自动化腹膜透析治疗充血性心力衰竭腹膜透析患者的临床观察［D］. 安徽：安徽医科大学，2018.

［7］杨晓. 腹膜透析的解剖基础和原理［J］. 临床内科杂志，2013, 30(2): 77-79.

［8］李志坚，郑勋华. 腹膜透析的原理、适应证和禁忌证［J］. 新医学 2000, 31(7): 427-428.

［9］陈香美. 腹膜透析标准操作规程［M］. 北京：人民军医出版社，2013.

［10］National Kidney Foundation［J］. K/DOQI clinical practice guidelines for chronic kidney disease. Am J Kidney Dis, 2002,39(S1): S1-S266.

［11］Frank H, Seligman A, Fine J. Treatment of uraemia after acute renal failure by peritoneal irrigation［J］. J Am Med Assoc, 1946, 130(11): 703-705.

［12］Davenport A. Peritonitis remains the major clinical complication of peritoneal dialysis: Te London, UK, peritonitis audit 2002-2003［J］. Perit Dial Int, 2009, 29(3): 297-302.

［13］Kopple J D. National Kidney Foundation K/DOQI Clinical Practice Guideline for Nutrition in Chronic Renal Failure［J］. Am J Kid Dis, 2001, 37(1):S66-S72.

［14］韩庆烽. 腹膜透析置管术的新进展［J］. 中国血液化，2022, 21(5): 309-311, 345.

［15］陈彬，孙承斌，周建波，等. 3种不同腹膜透析置管手术方式的对比研究［J］. 中华危重病急救医学，2021, 33(9): 1084-1087.

［16］沈艳. 腹膜透析置管手术改进及临床效果观察［J］. 婚育与健康，2022, 28(14): 152-154.

［17］Burkan JM. The ADEMEX study and PD adequacy［J］. Blood Purif, 2003, (21): 37-41.

［18］李学旺. 腹膜透析治疗进展［J］. 中华肾脏病杂志，2009, 25(3): 245-247.

［19］刘伏友. 腹膜透析残余肾功能的保护［J］. 中国血液净化，2008, 7(6): 293-295.

［20］钟伟. 早期日间非卧床腹膜透析在终末期肾病治疗中的有效性和安全性分析［J］. 临床医药文献电子杂志，2019, 6(61): 49-50.

［21］杨枫，钟晓容，林贞明，等. 不同腹膜透析模式对尿毒症大鼠残余肾功能的影响［J］. 内科急危重症杂志，2018, 24(4): 62-65.

［22］高兰英. 应用全自动腹膜透析机的护理体会［J］. 中国血液净化，2008, 7(10): 579.

［23］Figueiredo A, Goh BL, Jenkins S, et al. Clinical practice guidelines for peritoneal access.Perit Dial Int J Int Soc Perit Dial, 2010, 30(4):424-429.

［24］Javaid M M, Khan B A, Srinivass S. The modality of choice, manual or automated for urgent start peritoneal dialysis［J］. Clinical kidney Journal, 2019, 12(3): 443-446.

［25］朱金容. 腹膜透析患者导管外出口护理的现状调查［J］. 中华护理杂志，2020, 55（08）: 1201-1205.

［26］刘伏友. 如何调整腹膜透析患者的容量平衡［J］. 肾脏病与透析肾移植杂志，2008 (2): 140-141.

［27］何秀娟. 预防性护理对腹膜透析患者导管感染与生活质量的影响［J］. 护理实践与研究，2018, 15(23): 40-41.

［28］石玮，许莹，骆素平，等. 腹膜透析患者规范性培训预防腹膜炎的做法与经验［J］. 中国健康教育，2014, 30(7): 669-671.

［29］姜丽，周伟花，黄梅，等. 规范操作培训对降低居家腹透患者腹膜炎发生率的作用［J］. 上海护理，2015(5): 36-39.